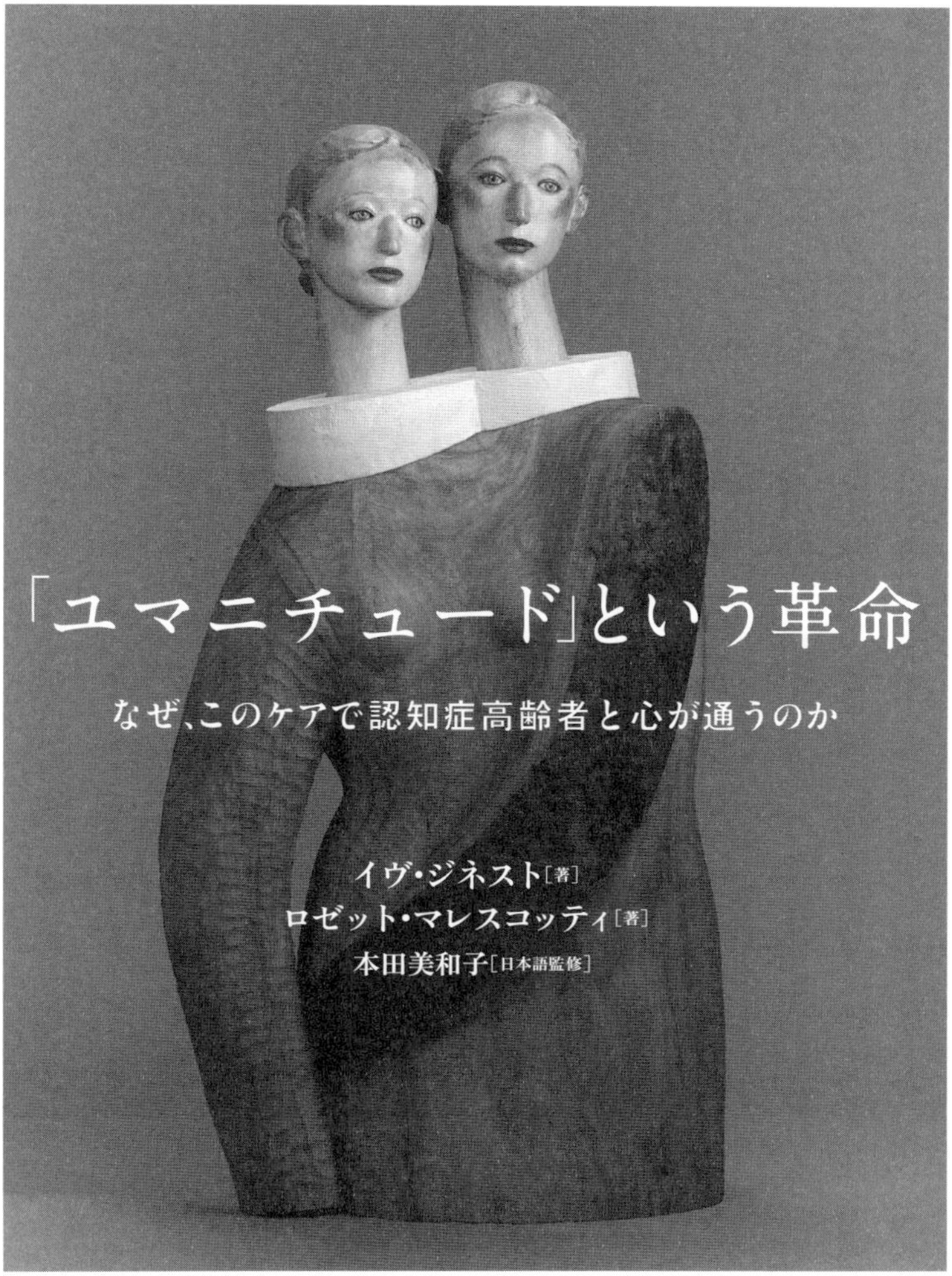

「ユマニチュード」という革命

なぜ、このケアで認知症高齢者と心が通うのか

イヴ・ジネスト［著］
ロゼット・マレスコッティ［著］
本田美和子［日本語監修］

誠文堂新光社

プロローグ

２０１４年2月、私は北関東にある介護施設を訪ねました。そこには12年前に認知症と診断された高齢者の男性がいました。彼は2年前に脚を骨折してしまい、それ以来寝たきりの状態です。ケアをする施設の人たちは、彼が立ったところをもう2年も見ていません。

私はゆっくり近づいて膝を折り、車椅子に乗った彼の目の高さまで腰を下ろし、手を差し伸べました。それから日本語で「こんにちは。私はイヴです」と挨拶しました。

彼は微笑みました。私は正面から見つめます。そして彼に立つことを提案してみます。「あちらからだと外がよく見えますよ。天気もいいですし、あそこまで歩いてみましょう」

無理に立ち上がらせたりはしません。まず彼の腕にそっと触れます。ぎゅっと掴《つか》むのではなく、あくまで本人が動こうとする意思を尊重して下から支えます。しっかり支えたことを確認し、彼の重心を移動させました。彼はまるで毎日そうしているようにとても自然に立ち上がり、歩みを進めました。

彼の口から驚きの声が漏れました。それにも増して声をあげたのは、後ろに控えていた介護士の女性で、彼女は顔を覆って泣きはじめたのです。「イチ、ニ、イチ、ニ」と私は声をかけ、それに合わせて彼は足を前へ出します。その顔はとても誇らしげです。

男性は最後にピースサインを出して私を見送ってくれました。私が彼と過ごした20分間に起きた出来事です。

これをもたらしたのがユマニチュードです。そして、これからこの本の中で、私はこの介護士の涙の意味を考えていきたいと思います。

ユマニチュードとはフランス語で「人間らしさ」を意味します。日本人にとっては聞き慣れないこの言葉は、元を正せばネグリチュードという、フランスの黒人の詩人エメ・セゼールが提唱した概念に由来します。

セゼールは「ネグル」(Nègre)という黒人奴隷を意味する言葉から「ネグリチュード」という言葉を生みました。「ネグル」とは本来は侮辱的な言葉ですが、そこから生まれたネグリチュードは、「アフリカらしさ・黒人らしさ」を示すと同時に、「黒人の文化がどれだけ人類に多くのものをもたらしているか」を誇りに感じる思いを含んでいます。

さらに、この言葉には「アフリカらしさ・黒人らしさ」を「取り戻す」意も含まれます。セゼールは「ネグリチュード」という語をつくり出すことによって、黒人が尊厳を自ら感じることができるようにしたのです。

それに倣《なら》うとすれば、ユマニチュードは、「人間らしさを取り戻す」ことも含んでいます。私はロゼット・マレスコッティとともにこの哲学の実践に取り組んできました。ユマニチュードというアイデアにピンとこない人もいるかもしれません。「私はもう人間なのに、どうして人間らしさを取り戻す必要があるんだろう?」


私たちは人間です。人らしく生きて死んでいくあいだに、愛し愛され、人間らしく人生を満喫したい。誰しもそう願っています。

人らしさとは何でしょう。誰かから必要とされ、「あなたは人間です」「あなたのことが大事だ」と尊重されることによって、人は初めて人間らしさを獲得し、人間の社会に属することができるのです。

しかしながら、世の中にはつらい人生を歩まざるを得なくなっている人がたくさんいます。仕事を失ったり、愛されなかったり、暴力を振るわれた人たちは孤独の淵《ふち》に追いやられてしまいます。

そういう人だけが社会的な絆《きずな》を失ったわけではありません。ホームレスや障害者、高齢者、認知症の人もまた社会の隅に追いやられています。彼らは「他の人たちから認められていない」と感じています。この周囲から孤立した状態を、私は「ユマニチュードの絆が断たれた状態」であると考えます。

ユマニチュードは認知症の人や高齢者に限らず、ケアを必要とするすべての人に向けたコミュニケーションの哲学であり、その哲学を実現させるための技法です。「見る」「話す」「触れる」「立つ」という人間の持つ特性に働きかけることによって、ケアを受ける人に「自分が人間である」ということを思い出してもらいます。そして、これが言葉によるコミュニケーションが難しい人とのあいだにも、ケアを通じて絆を結ぶことを可能にします。

ユマニチュードはあらゆるポジティブな関係を築く上での、技術的な解決と哲学的な解明を私たちにもたらすのです。

ユマニチュードの実践によって、看護師や介護士に攻撃的とみなされていた患者がケアを受け入れるようになったり、言葉を発することがなくなった認知症の高齢者が再び話すようになったり、寝たきりだった人が再び立てるようになることがあります。その劇的な変化はときに「魔法のよう」「奇跡」と言われたりします。

しかし、ユマニチュードは魔法でも奇跡でもありません。

ただ、ケアを通じて相手に対して、「あなたはここにいます」「あなたは大切な存在です」「あなたの存在を誰も否定することはできません」と伝えるのです。

私たちの眼差《まなざ》し、私たちの言葉、私たちの手によって、その人は自分が唯一の存在と感じ、自分が尊重されていると感じることができます。

ユマニチュードとは、「あなたは私と同じ価値を持っています」と相手に伝える、一連の一貫した哲学とそれを実現させる技術なのです。

人間は根本的に、生きるためにまず相手を必要とします。誰も他の人との絆を断ってしまって一人で生きることはできません。この世界を生きる上で最も大切なことは、絆で互いが結ばれることです。ユマニチュードのケアは相手を認めることで、また相手から認められることで、人間は互いにとって贈り物であると伝えてくれます。

よいケアは自由な二人の出会いそのものです。そして、自由であるためには、ケアをする人は自分の怖《おそ》れを捨てなければなりません。

私たちは自分の感情を正直に表現することを怖れています。相手に近づくことを怖れています。間違ったことをしていないだろうか。周囲はどう思うだろうか。そういう考えに囚《とら》われ、自由な振る舞いを自分に禁じているのです。

怖れを捨てて、自由になること。

私の感情のすべてをもって慈しみと愛を表現すること。

恥ずかしさも複雑な感情も恐怖もない状態で発する言葉、眼差しは力強いものです。私たちは自分の態度を通して、ケアの中で「あなたは唯一の人間、自由な人間です」と伝え続けることができます。ケアを受ける人と私とのあいだには、ケアの瞬間、瞬間に強い関係性が結ばれ、相手は「自分は尊重されている」と感じることができます。

そのときに私たちは互いに依存し合える絆を結び、この人生を誇らしく、自分には価値があると思えます。そうして自律した人間として生きることができるのです。

フランス革命は、自由、平等、友愛に基づく人権という概念を生み出しました。しかし、この概念を実現させるためには、さらなる革命が必要です。私たちが怖れを捨て、優しさを伝え、優しさを受け取る。これが、「ユマニチュード」という革命です。

目次

第2章　認知症高齢者は暴力的か？

第3章　私たちが権利を失うとき

第4章　ケアをする人とは何者か

第5章　ユマニチュードに迎え入れる

第1章

ユマニチュード誕生前夜

ユマニチュードとは、イヴ・ジネストとロゼット・マレスコッティが歩いてきた道

これから私が話すことは、ユマニチュードをともにつくりあげたロゼット・マレスコッティと歩んできた道のりについての物語です。

ケアを行いながら、私とロゼットは優しさについて考え続けてきました。私たちふたりは人生において自由を何よりも大事にしてきました。その経験すべてがユマニチュードに反映されているといえます。個人的な人生の歴史を紐解《ひもと》くこともユマニチュードを理解する上で力になると思うのです。まずお話ししたいのは、私の人生を決定づけた愛に関する出来事です。

私は1953年、アルジェリアのオランで生まれました。父は高校の教員で、母は結婚前は軍で無線通信士をしていました。生後3ヶ月でモロッコに移住し、そこで私は育ちました。

フランスの旧植民地で育った人たちのことを〝ピエノワール〟と呼びます。フランス語で「黒い足」という意味です。語源は不明ですが、確かなことは、フランス本土の住人に

比べると、生き方がとてもオープンだということです。たとえば、外で遊んだ後は、母に断りもなく友だちを15人くらい引き連れて帰ることもざらにありました。そういうときでも彼女は嫌な顔をせず、人数分のケーキを焼いてくれました。母がいないときは隣のおばさんが同じようにケーキを焼いてくれました。生まれたときから他者に対してオープンな環境で育ったのです。

人生でいちばん大切なものは何？

母は結婚後、結核にかかり、２年間フランスで治療を受けたことがありました。私が５歳のとき、脊椎カリエスの治療のため再び本土に搬送されました。そのあいだも母は父と私たち兄弟３人に詩を書いては寄こし、父も母に毎日手紙を書いていました。不思議なことに母が不在だった数ヶ月余りの記憶は定かではなく、鮮明なのは母がモロッコの家に帰ってきた日のことです。モロッコの日中はひどく暑く、日除《ひよ》けのために窓の鎧戸《よろいど》も閉めるほどです。暗い部屋の中、母は私を膝の上に座らせると優しく抱きながら、お話をしてくれました。そのとき、ふと思いつき母にこう尋ねました。

「ママ、人生でいちばん大切なものって何？」

すると母はこう答えました。

「それはね、愛よ」

他者に対してオープンであること。そして人生において最も大切なことは愛である、ということ。このふたつは、私の記憶に深く強く刻まれました。

そのような環境で育ったため、７歳のときに南フランスに移った際は人々に「壁」を感じました。温かい土地柄とされる南部であってもそう感じたのです。

たとえば下校するときは、みんなまっすぐ家に帰ります。「うちにおいでよ」と誘っても「お母さんに聞いてみないと」と言うのです。自ら行うことに、まず他者からの許しを請わなければいけないと考えているのです。それはとても不思議でした。そのころから私は哲学書や文学を読むようになりました。しかし、書物から何を得ようとも、基礎になったのは母から譲り受けた愛でした。

体育学の教師になる

幼いころからスポーツが得意でした。ただし、勝ちにこだわる試合は嫌いで、運動は喜びのためにあるべきと思っていました。そうした私の考えを知った大学のある教授が、「体育学を教える教師になったほうがいい」とアドバイスしてくれました。

医学を学びたい気持ちもありましたが、医師になるには10年はかかります。なるべく早く社会に出たかったので、体育学の教師を選びました。

トゥールーズで教師になってから私は毎週のように海へ行き、ダイビングを教えていました。ある日、ダイビングクラブでロゼット・マレスコッティと出会いました。彼女も体育学教師になるために勉強をしており、私たちはダイビングを通して知り合いました。

特に連絡を取り合うこともないまま5年経ち、友人とバカンスに出かけた浜辺で偶然再会しました。これも縁だと、私の持っていた小さな船でクルージングすることを提案し、私たち3人はバカンスを楽しみました。そうして夏休みを終え、それぞれの仕事に戻りました。

看護師の腰痛対策技術を開発する

転機は1979年に訪れました。学校の掲示板に「生涯教育を行う組織が、看護師を対象にした入院中の患者の動かし方に関する研修を行う。ついては体育学の講師を募集する」と告示されました。その団体はフランス厚生省の指示を受け、看護師のための腰痛予防対策技術研修を企画していました。当時、看護師の6割が腰痛で悩んでおり、退職の大きな要因になっていたからです。

私はそうした技術を教えることに興味を抱いて、さっそく応募したのです。その直後にロゼットから電話があり、この募集について話をしたところ、彼女もこれに関心を持ったので、一緒にその仕事を受けることになりました。

フランスでは、ウェイトリフティングを専攻していた体育学の講師が、工場労働で体を痛めず効率よく重いものを持ち上げたり移動させたりする技術を開発してきた歴史があります。その中で、重たいものは腰や腕だけではなく、全身を使って持ち上げる、背中を丸めない、といった原則があります。政府は、そういった技術を持つ講師に看護師の腰痛対策を依頼したわけです。

私たちはブルターニュで3日間にわたり研修を受けた後、病院へ派遣されて看護師対象の研修をはじめました。残念なことに、企画されていた技術研修は教室で行われるもので、実際に病室にいる患者を相手にした実践教育ではありませんでした。そういう点では自分たちが行った研修の内容に満足できませんでした。

私とロゼットは、もっと現実味のあるプログラムが必要だと感じていました。それならフランスで最高の研修プログラムをつくろうではないか。私たちは意気投合し、互いに体育学の教師を辞め、看護師に向けたトレーニングプログラムをつくることにしました。

理学療法士と医師を雇い、医療と介護のすべての領域に応じられるように組んだ研修プログラムは全部で56時間です。病院から依頼を受け、その職員を対象に研修を行いました。半年後に同じグループで2日間のトレーニングを受けてもらい、実際に現場で使われている技術が妥当かどうかを評価しました。教室で研修を受けるだけでなく、実際に現場で患者を相手に実習を行う教育方法はユマニチュード研修の基本形ですが、これは今日でも珍しいやり方だといえます。

プログラムは1クラス14人で編成され、1日目は重いスーツケースを使って体の動かし方を学んでもらったり、ヘルニアについての講義をしたりと理論について教えます。2日目からはふたつのグループに分かれ、ホワイトボードとベッドのある教室で車椅子を使うなどして実技を教えます。そして研修生の病院で最もケアが難しいと職員が感じている患者のところへ行きケアをする、ベッドサイド実習を行いました。

たとえば、すごく太っている人や腕や脚がものすごく拘縮している人、あるいはまったく力が入らない人、場合によっては亡くなった人を相手にすることもありました。当時、死に装束を着せたり、遺体安置所の棚に遺体を持ち上げて載せたりするのも看護師の仕事だったからです。

シミュレーターだけで車の運転が覚えられないのと同じように、ケアのテクニックは言葉や教室での実技の練習だけでは説明しきれません。実際にベッドサイドで、自分で体験してみて初めてわかるのです。

そのためには、私たちが現場を知っておかないと看護師に技術を提案できません。教室ではなく現場で学ぶ。そういうシステムにしたおかげで、私たちは病院のあらゆる部門を見る機会を得ることができました。毎週のように違う病院でトレーニングを行いましたから、さまざまな病状に対応できる技術を考案しなくてはいけませんでした。この時期はいろんな人に出会い、多様なケアの仕方があることを実際に学ぶことができました。

それを見ていた誰もが「奇跡だ」と言った

初めて患者を相手にケアを行ったのは、27歳のときです。元気で健康で一度も病気になったことがなく、それどころか病院に足を踏み入れたことさえ私はありませんでした。ふたつに分けたグループのうち、ロゼットの方は高齢者の病棟へ、私のグループは内科病棟へ行きました。部屋には体重90キロくらいの男性が寝ていました。以前、病棟の看護師ふたりが彼を動かそうとして、腰を痛めていました。

彼は脳血管障害で半身麻痺《まひ》の状態でした。看護師が布団をめくると、頭から足先まで便が付いていることがわかりました。その頃は、いま使われているようなお尻全体をくるむ大人用の紙おむつはまだ存在せず、赤ちゃんのおしめのような布や脱脂綿を使っていました。それでは便は漏れてしまいます。

その男性に対して誰も話しかけることはありませんでした。どうせ答えないのだから、その必要もないと思われていたのです。だから、彼は目を閉じた状態で寝ていました。

看護師は左右に分かれてベッドサイドに立つと男性を側臥位《そくがい》にさせ、体を拭きはじめました。ひと通り終わると次は反対側に体を反転させて拭きます。手際がたいへんいいです。

何も知らない人なら、便まみれの人を、シーツを取り替えながらきれいに体を拭きあげることはできないでしょう。看護学校で学ぶ技術にはバスミトンを使って拭くだとか1リットルの水を使用するといった複雑で細かいルールがあります。それらは私の知らない技術でした。私の役割は「気をつけて。そうやって背中を曲げたままだと腰を痛めるから、背すじを伸ばして膝を折って」といった内容を実地に教えることでした。

15分後に清拭《せいしき》が済んで、新しい寝間着に着替えさせました。今度は車椅子に乗せないといけないのですが、前の週に看護師はこの患者を持ち上げようとして腰を痛めていました。そこで私が先生として手本を見せる番です。でも、どうしていいかわからずパニックになりそうでした。なにしろ、重篤な状態にある患者さんを見るのは人生で初めてのことだったからです。困った私は彼の正面に行くと、こう声をかけました。「起きてくださいませんか。車椅子に乗りますよ」。すると彼の目がパッと開き、私の差し伸べた手をとってくれたのです。彼は体を起こしてベッドのへりに座り、私は彼の手を引いて、腰を落とした私の体を掴んでもらいました。そうして、そのまま体を回して彼に車椅子に座ってもらうことができたのです。

それを見ていた看護師全員が「奇跡だ」と思わず声をあげました。それまで看護師が何をやろうともまったく反応しないし、協力してくれたこともなかったからです。ところが私が出会って20分後には、彼は自ら起き上がろうとしました。

実は、看護師は彼に「動いてください」と依頼をしたことがありませんでした。誰も働きかけなかったので、彼としては何もしなかった。つまり、ほぼひとりで車椅子に座れる患者を自分たちで動かそうと奮闘し、看護師は腰を痛めていたわけです。看護師が「問題だ」と考えていることが必ずしも問題とは限らないのです。それに気づくまでに時間はかかりました。むしろ、そのときの私が疑問に思ったのは、「なぜベッドで寝たまま洗うのだろう」ということでした。その問いに対する看護師の答えは30年以上経った今でも同じです。

「だって学校でこう習ってきたんです」

ベッドで患者を洗うのはたいへんです。まして便まみれの体を1リットルの水で完全にきれいにするのは難しい。ひとりで車椅子に移動できるのなら、そのままシャワー室まで連れていって浴びてもらえば5分で済みます。もっとシンプルにできるはずではないか。そんなことを、仕事を終えた後の私とロゼットは熱心に話し合いました。

私もロゼットも、患者のケアにおいて何も知らなかったにもかかわらず、現場で困っていると相談を受けた状況の解決に成果を出していました。まだ技術は確立していませんでしたが、私たちがケアをすると立ち上がる患者が多く、長らく口を閉ざしていた人がしゃべりだすようになりました。理由は明確にはわかりません。ただ私たちが患者に何か特別なことをしているのではなく、異なった条件をもたらしているのではないか。そう考えるようになりました。

ピグマリオン効果というものがあります。人は期待されるとその通りの結果を出す傾向があります。「立ってください」と声をかけるとき、私とロゼットはその人がもっている病気に注目するのではなく、その人そのものに、いわばその人の人生や命に話しかけているのです。

忘れられないホスピスでの光景

最初から理想的なケアができたわけではありません。どちらかといえば、仕事をはじめた数年間、毎日のように見ていた恐ろしい光景に毎晩泣いて暮らしていました。

１９８０年代には、私たちはホスピスでも仕事をするようになりました。当時のフランスでは長期滞在型の老人介護施設をホスピスと呼んでいました。

個人主義を貫くフランス人にとって大人数の相部屋は受け入れ難いものです。しかし、当時のホスピスでは8人から40人の相部屋が常識でした。83人もいる部屋を見たことがあります。患者は寝たきりで、ベッドから出ることがありません。10年間、相部屋の白い天井だけを見つめて過ごした人がいると考えてみてください。そういう人は話もしないし、動かなくなります。

朝、部屋に入ると糞尿《ふんにょう》の臭いが充満しています。病院ではなく大きな公衆便所に入っていくようでした。１５０人の高齢者を夜勤の看護師がひとりで担当していました。

先述しましたが、当時、まだ大人用のおむつは存在せず、代わりに脱脂綿が使われていました。ホスピスでは失禁が当然のこととなっていました。体は糞尿にまみれていますが、

１リットルのバケツの水で体を洗われるだけです。そう決まっているからです。ベッドから出ることもありません。

５年や10年もベッドに寝たきりの状態の人もざらにいました。私は毎朝ひとりひとりの体を起こして回りました。なぜなら仰向《あおむ》けで寝たままでいることの危険性が１９７０年代にはすでに指摘されていたからです。褥瘡《じょくそう》（床ずれ）はもちろんのこと、心臓に負担がかかることが研究によってわかりはじめていました。

看護師は褥瘡に対して、学校で習ったことを毎日行っていました。当時の看護学校で教えていた処置方法は壊死《えし》した組織を切除することです。麻酔はしません。「肉が死んでいるので痛みはない」というのです。しかも「壊死組織をギリギリのところまで切りましょう。若干血が出るくらいに。痛みを感じないから大丈夫です」と教わります。恐ろしい間違いです。

褥瘡の回復には肉芽が盛り上がってくるのを待たないといけません。血が出るまで切れば、肉芽も切り取られます。そうして毎日肉を掘るせいで、私が目撃した患者はお尻がなくなり、骨が見えていました。炎症によるものではありません。志が高く、忠実に作業する看護師によってもたらされたのです。

褥瘡に対する誤解があります。私が仕事をはじめたとき、医師や看護師は「褥瘡は圧力によって発生する」と説明してくれました。確かにそうです。仮にあなたの肩を10キロの力をかけて手のひらで押したとします。別に痛くはないでしょう。

けれどもペンを用いて同じ力で押したら痛いはずです。それと同じく、かかとのように小さい面積に対して重量がかかると圧迫されて褥瘡ができます。また、お尻のように重いところだと仙骨あたりに褥瘡はできやすい。

国によって違いはあるものの、褥瘡の重症度分類があります。おおむねステージ1だと皮膚の色が赤くなります。ステージ2は皮膚の損傷がはじまります。ステージ3は皮下組織まで損傷が進み穴が開きます。ステージ4で骨に至るまで肉が破壊されます。

これらは重症度の分類のはずですが、なぜか褥瘡の現れる順序だとみんな信じ込んでいます。それが大きな間違いなのです。

たとえばマットレスの上にステーキ肉を置き、鳥の骨で上から圧力をかけます。これは人間でいうと仰向けの状態です。穴はどこから開くでしょうか？　マットレスに接している部分からではなく、押している骨の部分から、すなわち中から外へ向けてです。つまり褥瘡は内側から皮膚へ向けてできるのです。

ほとんどの人が皮膚の損傷が生じたとき、「褥瘡ができはじめた」と言います。違います。それが最終段階です。できてしまっては手遅れなのです。私とロゼットは医学を専門的に勉強してはいません。しかし生物力学と解剖学、身体構造学の観点から考えれば、これは一目瞭然です。看護師や医師を批判したいのではありません。誰しも専門的な知識や技能を身につけることで、思考停止に陥ってしまうことがあると言いたいのです。

私たちが犯していた数え切れないほどの過ち

ホスピスでは、私とロゼットは新たな技術を教える立場にありました。ある日、「褥瘡を切っているあいだに患者が動かないようにする方法を教えてほしい」と言われました。メスを持っているので、ちょっとそれると患者の皮膚を切ってしまうからです。ケアする側は相手に動かないでほしくとも、患者は痛いので身をよじらせます。それだけ苦しんでいたということです。そこで私たちはシーツを用いて、患者が動かないようにする方法を編み出しました。

私は平和主義者です。平和のために銃を持つことにも反対です。けれども、生身の生きた人間が切り刻まれているのを動かないように押さえていました。ケアのあいだ、高齢の女性はずっと叫び続けていました。これは私たちにとってはつらい時間となり、私もロゼットも家に帰って毎晩泣いていました。

忘れもしません。1987年6月23日のことです。看護師がケアをしているあいだ、私は患者の背後から体を安定させ、なんとか安心させようとずっと話しかけていました。そのときに部屋に誰かが入ってきて、ドアを開けたままにして出て行きました。通路に置かれた古い戸棚に小さな救急セットがあるのを目に留めたとき、突如思い返したのは14年前の学生時代のことでした。その年は捻挫をすることが多く、それでも競技に参加するため、医師は痛み止めの薬や軟膏《なんこう》をセットした小さな救急バッグをつくってくれました。医師は私の痛みを思ってくれたわけです。

けれども、高齢者の肉を切り取ることに関しては、誰も痛みを鎮めてあげようとは思いつかなかった。働きはじめて8年経つまで、自分の記憶といま行っていることをつなげることができなかったのです。

ホスピスでは薬品には事欠きません。まして、私も含めてケアのプロフェッショナルがいたにもかかわらず、「痛み止めの処置をしないのが当たり前」と思っていたのです。

私は平和主義者であり、志を持っていました。それでも、このようなことをやってしまっていた。過去を振り返って思うのは、志や優しい心、思いやりを持っているだけではダメだということです。それぞれの職業文化に縛られている思考を解放しなくてはいけないのです。

看護師が患者に話をする時間は、一日に平均120秒

ホスピスだけでなく、精神科の病院へ行ったこともあります。当時は高齢の認知症患者は老人ホームや介護施設ではなく精神科の病院へ送られていました。

人によっては風呂を嫌がるケースがあります。アメリカやカナダではそれを「水恐怖症のせいだ」と説明しています。そうではないと、私は自分の体験から言うことができます。

ある日、白いバスタブを見ていたときにひらめいて、看護師にシーツを用意してもらい、それでバスタブを隠しました。そして患者を運び、その上に静かにおろしました。その人はとても快適に入浴を楽しみました。周囲は驚きました。

高齢者になると距離感や速度感もわからなくなりがちです。そこで私が気づいたのは、「真っ白いバスタブの空間が、何もないところに落ちるような感覚を引き起こしているのではないか？」ということでした。ちょうど飛び込み台の上から下を覗《のぞ》くと落ちそうで怖いような感じです。

入浴を楽しんでもらい、周りの看護師が「すごい」と拍手してくれて、私は意気揚々としていました。ところが横で見ていたロゼットはこう言いました。

「イヴ、体を洗っているあいだ、あなたは一言も彼女に話しかけていなかった」

ありえないと思いました。こんなにおしゃべり好きなのに。「そんなことないよ」と返したところ、ロゼットは「いや、看護師には話しかけていたけれど、患者には二言くらいだった」と言います。そこで、またひらめいたのです。患者に話しかけているかどうかの研究は、いままでなされたことがあるだろうか？

調べてみると、研究されたことはありませんでした。なぜなら医師も看護師も患者のために働いているからです。ですから、自分が話しかけていないなどと思いもよらないことなのです。

そこで独自の研究をすることにしました。病院に協力してもらい、音がしたら自動的に録音を開始するレコーダーを認知症患者のベッドの後ろに置きました。測定が簡単だったのは、当時の患者は一日中ほとんどベッドにおり、３平方メートルくらいの空間が人生のすべてだったからです。レコーダーを置いてから２週間後、誰もがレコーダーの存在を忘れたころ、計測を開始しました。

測定結果は大変興味深いものでした。看護師が認知症患者に直接話しかけていた時間は24時間のうち平均１２０秒しかありませんでした。中には３分間話しかけられた人もいましたが、まったく話しかけられない人もいました。どうにか患者に話しかける技術はないものかと探してみましたが、どれだけ調べても見つかりません。ということは、やはり話しかける必要性が認識されていなかったのです。私たちがそのことに気づけたのは、看護のバックグラウンドを持っていなかったからかもしれません。専門家であるがゆえに見えないことがあります。私たちは専門的な知識を持っていないからこそ、かえって自由に考えられたと言えます。

そうした自由な発想を持ちつつ看護師と一緒に働くことによって、私たちが直面している問題に気づくことができました。人は気づいたことしか直せません。気づくことが、最も大切なひらめきを生み出すのです。

死ぬ日まで立ち続ける重要性に気づく

私は寝たきりの患者を起こす決意をし、１９８１年から実践してきました。看護師の腰痛対策で関わりはじめたケアの世界でしたが、さまざまな現場を見聞きするにつれ、寝たきりにされ、自由を失っている人の多さを知りました。それをなんとかしたいと考えるようになったからです。

翌年、私とロゼットはシンポジウムで論文を発表しました。そのコンセプトは「死ぬ日まで立つことができる。立って生きて、立って死ぬ」です。文字通り「立って死ぬ」と誤解しないでください。死に至る最期の日まで人は立位を維持できる可能性を持っているという意味です。

そのころから今日に至るまで看護師に提唱し続けているのは、「立位で保清をしましょう」ということです。なぜなら私の仕事は患者の健康を維持することにあるからです。立ち続ける重要性への気づきからユマニチュードは生まれたと言ってもいいかもしれません。

立位で保清を行うためには、まず患者を縛らない。看護師が立位の介助を行う。院長が座位を可能にするための椅子を買う。そういったシステムや条件、みんなの意思が揃ったときにはじめて高齢者の立位が維持できます。

立つことは尊厳に関わります。尊厳とは誰のものでしょう。患者でしょうか。ケアする側のものなのでしょうか。私が高齢者を泣かせていたころ、私も泣いていました。私の尊厳が損なわれていました。褥瘡のケアをする前に痛み止めの処置をすることが可能になったとき、私は自分の尊厳を取り戻しました。

自分が自己の尊厳をどう感じるかは、相手から自分に向けられている眼差しによって定まります。生きている状態で体が切り刻まれる。いつもうめき声ばかりあげている。立ち上がることもできない。そういった尊厳に値しない状態に高齢者を置いていたら、誰がその人に話しかけたりするでしょうか。そこで尊厳を失うのは私たちの社会です。

尊厳とは人間であることを説明する言葉です。人間がこの世に生まれたとき、その人に何をするでしょう。私たちは話しかけます。体を洗い、服を着せます。見つめます。名前を呼びます。

ナチス・ドイツがつくった強制収容所では、話すこと、歌うこと、見ることが禁じられました。自分の名前を忘れさせ、名前の代わりに番号を付け、腕にその番号を入れ墨し、非人間化の条件を整えました。

あなたが人間であることを忘れさせようとしたのです。人間ではない動物であれば殺してもいいというわけです。人間としての条件をなくしたから、ユダヤ人や障害者、同性愛者やマイノリティーを大量に殺し、焼却することができました。

高齢者が40人も相部屋に詰められ、ベッドに寝かせられ、糞尿まみれの姿で放置されているとき。話しかけることも、アイコンタクトもしないとき。立とうとする人間を横たわらせようとするとき。触れるどころか肉を刻むとき。それはケアをする人々が無意識下に行っている人間性の否定です。

老人を対象にした、「無意識下の人間性の否定」が世界中に起きていて、私もそこで仕事をしていたのです。

先述したホスピスでのことです。フルカバータイプのおむつはまだなく、座位を取らせるときは穴のあいた木の椅子に座らせ、その下にバケツを置いておきました。あるとき看護師がたわしで椅子を洗っていました。よく見ると椅子に張り付いた肉をこそいでいたのです。褥瘡のある患者を座らせると、肉が張り付くからです。中には骨が直接当たる人もいます。患者は褥瘡が痛いので動きたがります。しかし、転倒しては危ないので椅子に拘束します。監獄でも囚人を拘束することはないのに、高齢者は椅子に縛りつけられます。

骨がむき出しで肉のなくなった体で座らせられるのです。

ある日、その穴のあいた椅子に縛られて座らされている高齢者がロゼットを呼び止めました。「こんな目に遭わせられるなんて、いったい私が何をしたっていうの」。当時、私もロゼットもどうしていいかわかりませんでした。ほかの看護師と一緒でした。

確かなことは、立って動く人に褥瘡はできないということです。寝たきり老人の90パーセントが本来は寝たきりであるはずがないのです。立って保清を行えば、わずかな時間でも運動になり褥瘡はできにくいのです。

ベッドでの清拭をしない研究をはじめる

私にとって人間が横たわっている状態は、寝ているか死んでいるかのどちらかです。ベッドは睡眠のためか愛を語らうためにあります。その他の時間に使うべきではないのです。私たちは、保清をベッドから出て行う技術の研究をはじめました。これは尊厳に関わる問題でもあります。ガーゼやペーパータオルで便を拭き取るだけではきれいになりませんし、自分がそうされたら嫌なはずですから。

フランスの病院や長期療養型の老人ホームでは、ケアをする人は20パーセントが看護師、80パーセントが介護士です。高齢者が入院・入居している場合、ケアを受けている時間は一日1時間程度ですが、そのうち50パーセントが保清にあてられます。つまり清拭などの保清が施設の仕事のほとんどを占めています。

病院での保清はほぼ100パーセント、ベッドの上で横たわって行われます。看護学校ではベッド上での保清しか習わないからです。衛生面からも快適さからもベッドでの保清は最悪です。これを完全に変えようと思いました。1996年のことです。

立てる人は毎日シャワーを浴びました。自分で自分の体を洗い、すべての移動はできるだけ歩いてもらうように努めました。これもリハビリの一環です。立てない人にはシャワー用の椅子を使って、介助をしながらのシャワーを毎日行いました。

このプロジェクトを立ち上げたとき、スタッフの数が足りるか心配でしたが、問題ありませんでした。というのは、シャワーが月に一度か週に一度だと一回にかかる時間は長くなります。しかし、毎日だとさほどかかりません。

3ヶ月間測定した結果、1688件の保清例が報告されました。そのうちベッドで行われたのが57件で平均20分。立位によるものが619件で16分。シャワーを立位で行ったのが335件で20分。座位では274件で13分。ストレッチャーを使ったシャワーが403件で19分でした。ベッドでの保清とシャワーにかかる時間は同じです。

通常行っている保清の中で、シャワーは最も衛生の保持に適しています。さまざまなタイプの保清の質を30点満点で評価したところ、ベッドでの清拭は12点、ストレッチベッドでのシャワーが24点、そして立位のシャワーでは26点と高いスコアを示しました。

大事なのは、健康に与える影響です。3ヶ月の測定中にすでにできてしまっていた褥瘡の悪化は見られず、また新たな褥瘡の発生もありませんでした。保清とは、ただ洗浄するだけではなく、患者を健康にし、ケアの質を高めるものになり得ます。

「よい扱い（ビアントレタンス）」という概念を提唱する

１９９６年以降、ユマニチュードの哲学について考えはじめた際、まず重要だと思ったのが虐待の対義語としての「よい扱い（ビアントレタンス）」です。フランスでは１９８０年に虐待という語がつくられましたが、その概念を提唱した医師と会った際、こう言われました。

「看護師にとって『よい扱い』は当然だから、君のやっていることは意味がない」。私はそれに対して「そんなことはない」と答えました。なぜなら「よい扱い」とは、ケアのプロフェッショナルにとって新しい概念だからです。

親切で真面目ではあっても相手に一言も話しかけないで清拭をしたり、褥瘡の処置をするのは果たして「よい扱い」なのでしょうか。私は人間性を尊重していない扱いだと思います。

認知症の人をケアするには「よい扱い」を実践するプロフェッショナルでなければいけません。そうでなければ、本人に悪意はなくとも、無自覚のうちに自らが相手の人間性の否定に加担してしまう危険があります。ケアをする本人は相手を大切に思い、懸命にケアを行っていても、相手が、「自分が危害を加えられている」もしくは「人間的な扱いを受けていない」と感じてしまうのでは、それは「よい扱い」ではありません。「よい扱い」とは、それを自覚し、学ばなければ体得できないものなのです。

悪い扱いはなぜ起きるか。虐待はどこでも起きる

当時、ホスピスでは老人が風邪をひくとベッドで寝かされました。10日後、褥瘡ができます。そのまま寝かされ続けると褥瘡はひどくなります。知識がないからそうなるのです。寝かせたままでいることの危険性を知らないのです。原因は私たちにあります。しかし、わざとそうしたわけではなく、どうしていいかわからない状態がそれらの混乱を招いてしまうのです

数年前、イタリアの老人施設で虐待の内部告発がありました。隠しカメラによる調査が行われ、7人の介護士が逮捕されました。単独で行うならまだしも、7人が揃って虐待を行っていたのです。なぜこういうことが起きたのか、検証が行われました。明らかになったのは、スタッフたちは認知症に関するトレーニングを一切受けていなかった、ということでした。彼らは完全に見放された状態で放置されていました。

つまり、あなたがどれほど優しい人であっても、技術を持たずにこの職場で仕事をしていると、半年後には、自分でも気づかないうちに虐待を行ってしまう可能性があるのです。なぜなら高齢者は非人間化されていたからです。言葉を発しない・誰とも目を合わさな

い・糞尿臭い・立てない。もはや、彼らはあなたや私のような人間ではなくなっています。陰部洗浄したばかりなのにまた漏らしている。保清が必要なのに、嫌だと言う。腕や脚が拘縮してしまっているので、着替えさせようとしても、脚を押さえれば上半身が起き上がるし、体を押さえると足が上がって蹴飛ばされる。話しかけても返事がないから言葉が続かない。だからこう思います。「この人は意地悪だ」「言うことを聞かない」「攻撃的だ」。

やっと本人を寝かせることができました。でも、すぐに起き上がってしまいます。それを3回繰り返します。介護士は認知症の人が自分の行動を5秒ほどで忘れてしまうことを理解しておらず、「寝てろと言ったでしょ」と言い、4回目には乱暴に寝かしつけてしまう。介護士たちは自分がどうしたらいいのかわからず途方に暮れてしまいます。

高齢者が寝る時間には、上司は家に帰っています。現場にいるのは自分たちだけです。だから、やっていることの限度がわからなくなるのです。果たして自分が何をやっているのかわからない仕事を、きちんとやり遂げることができるでしょうか。

展望も哲学も計画もない場合、働いている人はだんだん非人間的になってしまい、そこに虐待が起こる理由があります。

攻撃的な認知症患者を見たことがない

私は攻撃的な認知症の人をひとりたりとも見たことがありません。もちろん噛《か》まれたり、ひっかかれたことはあります。けれども、それは私が過ちを犯したからであって、認知症の人が意地悪で攻撃的だからではありません。

馬にいきなり後ろから近づけば蹴られます。馬が意地悪なのではありません。私のことを肉食動物だと思って、怖がって自分を守ろうとしただけです。後ろから近づかなければいいのです。

認知症の人に対しても同じです。ちゃんと正面から挨拶して、「私は危険な人物ではありません」と示してからケアに入ります。ケアをしている人が何者かわからないままならば、高齢者にとっての私は「縛りつけたり、拷問する人だ」と思われてもおかしくありません。

私たちは虐待について考え続け、ロゼットは１９９５年にリモージュ大学で施設での虐待、とりわけケアする人が繰り返す暴力についての研究を行いました。論文のタイトルは「ケアをする人の沈黙」です。１年間、研修生に質問を投げかけ、証言を集めた結果、私たちが関わった施設の70パーセントで虐待があるという結果が明らかになりました。

そうしてデータを踏まえたロゼットの論文は指導教授から賞賛されました。しかしながら論文審査の評価は最低点でした。審査員の中に医療関係者がおり、「施設での虐待などありえない」と頑《かたく》なに主張したからです。虐待はケアの業界では触れられたくないテーマでありタブーだったのです。

ケアに必要なのは感情と優しさ～ユマニチュードの哲学の基礎

私たちはケアに関わる人たちに、「感情と優しさが必要だ」と言い続けてきました。そのたびに「おかしなことを言っている」と受け取られてきました。それもそのはずです。ユマニチュードが登場するまでに、ケアに「感情と優しさが必要だ」とは誰も言わなかったからです。むしろケアの世界では、個人的な感情や優しさは介護の邪魔になるという考え方をしていました。

なぜなら、よいケアは感情を伴っては行えない。だから自分の感情は仕事の場の外に置いておくべきだと考えられていたからです。

私はこれまで研修の場で多くの看護師と仕事をしてきました。その経験を通じてはっきり言えるのは、よいケアを行っている人は、感情とともに仕事をしているということです。「自分の感情を仕事場に持ち込んではいけない」とするケアの文化の下では、そのことを隠さざるを得ないのです。

ところが、ケアの現場を観察して導いた私たちの考えを裏付けするような理論が現れました。脳神経学者のアントニオ・ダマシオは著書『デカルトの誤り』において、このように述べています。「デカルトは〝人間は精神と肉体でできている〟と定義した。しかし、それは誤りだ。精神と肉体は生物学的にわけられない。精神は体内で生まれ、感情も私の中に宿っている」。さらに、デカルトが「感情よりも理性だ」と述べたことも批判しています。

感情は自分の体であり、私たちの感性から生じるのです。私はこの考えによって力を得て、「感情と優しさ」がケアにとって力であり大切だと堂々と言えるようになりました。

ダマシオはさらにこう続けます。「感情とは、ただの心理的なものではなく、体そのものと密接に結びついたものだ」。つまり足や手をはじめとした体が感情を生み出す根源なのです。ですからケアする人に感情を忘れろというのは、外科医に「自分の手に麻酔をかけて手術してください」と言うのと同じことです。

適切な距離感はない。ただ近づくだけ

ケアの現場においては「適切な距離感が必要だ」といわれています。これは間違いです。私は「適切な距離感」ではなく、近づくことを提唱しています。なぜなら近づくことしかできないからです。「距離感が大事だ」というとき、私たちは、感情はネガティブなものだという考えに立っています。あなたが感情を持ってケアをすれば、患者である高齢者が病気になって死んだとき、あなたは傷つき、仕事の効率は下がるからです。だから感情を込めて相手に近づくのは危険だというわけです。

しかし、これは大いなる誤解です。私たちは感情を家に置いて、仕事に出かけることなどできません。感情が体から生まれるので、美しい人を見ると胸が高鳴ります。担当していた患者が死ぬとつらく感じます。それはごく当たり前のことです。もし感情を殺せというなら、見るとつらくなるから目を閉じるしかありません。それでも感情を持つことそのものを人はやめられませんから、私たちはそれを表現しないようにします。担当していた人が亡くなっても「距離感があるから大丈夫」と自分に言い聞かせるのです。そうして感情を出さずに自分の中に閉じ込めていれば、その感情はいずれ爆発します。

人は愛を必要としている

正しい距離感をとっているか、を気にする前に考えるべきことは、いずれ亡くなるであろうこの高齢者はいま何を必要としているか？　です。彼や彼女が求めているのは優しくされることであり、いたわりであり、つまりは愛です。

高齢者はほとんどの時間をケアのプロに囲まれています。しかしプロは「ケアに愛はいらない。距離感を保ちなさい」と教えられ、その通りに行っています。それは高齢者にとってはひどくつらいことです。愛を必要としているのに与えてもらえないからです。

どうして私たちは親密になってはいけないと考えているのでしょうか？

日本で、看護師とともに認知症の女性にケアを行いました。彼女は自分で食事が摂《と》れなかったので、鼻から経管栄養のチューブを入れています。口に潰瘍があり薬を塗る必要があったのですが、すべてのケアを拒否し、どの看護師が近づいても殴ったり蹴ったりするために、何もできずにいました。

ユマニチュードの技術を用いた具体的なケアについては後述します。ただ、ここで紹介したいのは、そのような非常に対応が難しい患者に対し、ユマニチュードの研修を受けた看護師が口のケアに成功した際、「あなたのことが大好きですよ」「また会いに来ますね」と言っていたことです。従来のケアの現場では考えられないことです。

寝たきりであらゆるケアを拒絶し、絶叫していただけの患者はその日を境にして、看護師に心を開き、会話をするようになり、自分で食事を摂るようになりました。立てないと思われていましたが、ちゃんと立てました。しかも退院する日は自分で髪を整え、お化粧までしたのです。そういう様子を見ていた周囲の看護師は思わず涙ぐみ、拍手をしました。

これは「あなたのことが大好きよ」と言う権利を与えられた看護師が関わることで起きた変化です。この変化を生んだのは医師でも薬でもありません。毎日のケアをしていた看護師がもたらしました。これがケアの力なのです。

大切なのは、この看護師が行ったケアはユマニチュードの技術に基づくものであり、つまり、技術を身につければ、誰でも行える再現性があるということです。

こうした親密な光景を目にするとショックを受ける人がいます。そして私に尋ねます。

「〝あなたのことが大好き〟といった特別な感情によって個人的な関係を結んでいいのですか？」

ユマニチュードの方法は相手のプライバシーに踏み入り過ぎていると見えるのです。

私はこう答えます。

「医療施設のような公共の場においては、親密さを排除することが正しいとされています。だからこそ病人は愛を得られないまま死に、看護師は徒労感を抱えて辞めていきます」

個人的で親密な関係がいけないと思うのは単なる習慣に過ぎないのです。そして人が本当に求めているのは、距離感のある関係ではありません。

先ほど紹介した高齢者は、従来のやり方では、寝たきりですべてのケアを拒絶する患者でした。それが再び自らの足で立ち、人間として生きはじめ、ケアの時間を看護師と穏やかに過ごすようになりました。看護師の見せる感情に不快感を覚えてなどいません。むしろ「ありがとう」と応えています。

現場において感情を伴ったケアを行っては馴《な》れ馴《な》れし過ぎる。それでは相手を尊重することにならない。それが常識だと考えられています。本当にそうでしょうか？

たとえば、あなたは他人の前で裸になって横たわり、陰部に触れさせることを許すでしょうか？　おそらく拒絶するでしょう。けれども患者になると、あなたはそれを受け入れなくてはいけなくなります。ケアを必要とする立場になると、あなたは他人の手に身を委ねるようになるわけです。ただし、そのやり方にはふたつあります。

ひとつは、「もの」としてあなたを扱います。非人間化への道です。もうひとつのケアはその反対で、あなたを大切な個人として感情を込めて扱います。

誰かの手助けが必要な状況に置かれてしまうと、自律できない存在としてみなされ、その人に行われることへの許可をとる必要がないと思われがちです。だから、普段なら本人の許可を得ずにいきなり陰部を触ることは非常識であり暴力的だと考えていても、ケアの場では、それを当然のこととして行います。その一方、優しく患者の手をとることは「やってはいけない」と言われています。

けれども考えてみてください。ケアの名の下に裸にしたりすることに比べたら、優しい言葉をかける、いたわりをもって触れることは、あなたを大切な個人として友人として扱っている証《あかし》であり、何より非暴力的なやり方とは言えませんか。

ケアは親密でないとできません。ユマニチュードはケアを通じて相手に「あなたは私の友人だよ」と語り続けるのです。

そして、最も大切なことは「親密さを用いたケアを私は仕事として行っている」と常に認識しておくことです。あくまでプロの職務として、質のいいケアを行い、相手を尊重し、人間として接しているのです。

患者に触れはしても、触れられることを避けるのはなぜか

医師も看護師も仕事として患者に触っています。ユマニチュードを学んだ医師がこう話してくれました。

「患者さんが何気なくこちらに触れようとしたとき、私はとっさに身を引いてしまいました。びっくりしたからです。けれどもよく考えたら、私たちは常に一方的に相手に触っています。そのことをそれまで不思議に思いもしなかった」

いまでは、その医師は相手から触れられることを嬉しいと感じています。

ユマニチュードを学んで素晴らしい結果を出している看護師でも、数年前、ユマニチュードを学ぶ前に、患者が彼女に触れようとしたら拒否したことでしょう。

一方的に触れることしか許されなかった考えの背景にあるのはなんでしょうか。全世界の看護師に共通しているのは、「この仕事に身を捧《ささ》げている」という姿勢です。

しかしながら、それは一方的に相手に与え続けることでもあります。その結果待ち受けているのは、バーンアウト（燃え尽き）です。自分のエネルギーがなくなってしまった状態です。私はよく看護師にこう聞きます。

「あなたは相手から何を受け取っていますか？」

自分の感情を表してはいけない。愛情を表現するだけの距離に近づいてはいけない。それでは相手からも何も受け取れません。

ケアの場において私にエネルギーを与えるものは何かといえば、それはケアを行う相手から受け取る反応です。その反応が前向きなもの、好意や優しさを示すものであれば、それはケアを行うエネルギーとして私に蓄えられます。看護師に相手からの反応を受け取ることを禁じているから燃え尽きてしまうのです。私は何かを相手に与えるとき、必ず相手から何かしらの反応を受け取ります。その相手からの贈り物が、私のエネルギーとなります。それが私を前進させてくれるのです。

ケアする側が患者に触るのは簡単です。でも触れられることを受け入れるのはとても難しい。「あの人はいやらしい」「乱暴だ」と捉えてしまいます。でも、看護師は患者の陰部に触っています。その一方で、患者が自分の手に触れただけでいやらしい、と拒絶する。しかし、交換のないところに人間関係は生まれません。

一方的に与えるだけの関係が成り立つのは、どちらかに絶対権限があるからです。ケアの現場でよく聞かれる言葉に「動かないでください」があります。たとえ、それを優しい声音で言っていたとしても、意味するところは「私が全権を持っていて、あなたにはない。だから動かないでください」なのです。

唯一、「あなたにも権利があります」を示す方法は、相手からのポジティブな働きかけを受け取ることとです。

相手からのポジティブな働きかけとは何でしょうか。私が感情を込めた優しいケアをすると相手はリラックスし、「ありがとう」と言います。私の手をとり、頬にキスしてくれます。相手が私に向けて言うこと、行いを私は受け取ります。担当している人が亡くなったとしても、家族が「私の父は亡くなりました。でも、あなたはとても優しい人だったと言い残して逝きました」と言うとき、それもまた贈り物です。

与えることと受け取ることがうまくいっているとき、私のエネルギーは満たされ、「奪われる」というような喪失感は生まれません。

しかしながら、心理学の分野で教えられていることは、その逆で「自分の愛情表現をしては危険だ」と言います。これはある意味もっともな考えです。なぜなら私たちにとって他人は怖れの対象だからです。

怖れは人間と人間の間柄を損ないます。私がそうだと確信できるのは、患者はユマニチュードをしっかりと身につけている看護師と話したがり、触れたがるからです。

ユマニチュードは自由への道です。伝統的なケア教育を受けてきた人は、患者に触れられることを好みません。それは別の言い方をすれば、自分が自由になることを拒否している態度です。

しかし、ひとたびこれまでの慣習を手放すことを本人が受け入れると、いままでもらえなかったような贈り物を相手から受け取れるようになります。

では、どうすれば自由になれるのでしょうか。それを知るにはケアする側が培ってきた「怖れ」の文化の歴史を知る必要があります。

ケアはどのように行われてきたか

「こういうことはやってはいけない」と何事につけ社会の良識はいいます。そうしたたくさんの禁止事項を私たちは学び、身につけていきます。そしてそれは、私たちの文化の一部となります。

禁止する理由がはっきりしていて、頭では納得したとしても、欲求が本能から生じる場合、理性と対立することになります。そういう場合、理性は本能的な欲求を「いけないことだ」と決めつけ、退けようとします。

私たちは本当に自分が何を欲しているかわかっているでしょうか。私たちが深いところで求めているのは「博《ひろ》く愛されたい」ということです。

「あなたに愛されたい」と正直に言いたいのです。その自由が欲しいのです。

しかし、あなたが怖い。

愛し愛される自由を求めているけれど、文化や教育がまったく逆のことを教えています。「そういう欲求はよくないものだから、自分の中にすべて閉じ込めておきなさい」と。

自由が大事だと口にしながら、私たちは自由ではないのです。けれども囚われていたものから解放され、自分の所属する文化から抜け出たとき、恐怖に囚われている自らの姿が見えてきます。

ロゼットがある施設を訪れた際のことです。そこはケアを受け入れない認知症高齢者がたくさんいました。介護士たちは口々にこう言います。

「いいことをしようとしているのに、高齢者は叫んで嫌がって反抗する。だから心が痛んでつらい」

誰もが「自分たちは不幸だ」と思っています。不思議なことに自分たちのつらさについて話はしても、高齢者のつらさについては誰も語りません。

その施設には3年間、まともに保清できない人がいました。ケアは毎回戦いです。しかしロゼットは、その人と楽しくシャワーの時間を楽しみました。介護士は皆驚いていました。

そこでロゼットが言います。

「メソッドを教えますから大丈夫ですよ。あなたがたが日々抱えているつらさの原因を解消する技術をご紹介します」

でも彼らは決して受け取ることをしません。

これは不思議な現象です。彼らはつらいと言い、不幸だと嘆いています。問題は深刻だと頭を抱えています。事態の解決を望むならば、現状を変える知識と方法を受け取ってもおかしくありません。でも、彼らはいまの不幸な状況を手放そうとしないのです。

こういった反応はその施設に限った話ではなく、ケア業界に広く認められる傾向だと長年の経験から感じています。なぜでしょうか？

意外に思われるかもしれませんが、そうした拒絶の背景には宗教が関係しています。ケアはキリスト教によってつくられたという歴史が、そうした考えを生んでいるのです。

無意識に息づく宗教的価値観

ケアをはじめたのは修道院でした。担い手は修道女で、彼女たちは身寄りのない人、病人といった誰も世話したがらなかった人たちのケアをしていました。彼女たちが看護という職種をつくったと同時に、いまの私たちを抑制する文化もつくりました。宗教者によってつくられたため、ケアの本質はあくまで奉仕です。

「もう21世紀なのだ。そんな過去の遺産とは無縁だ」。そんなふうに私たちは過去の文化と関係なく生きているように思っています。けれどもルーツのない人がこの世に存在しないように、誰しも過去を背負っているのです。それがある文化圏の中で支配的な力を持っていたりします。

ケア業界においては奉仕や慈善という成り立ちが潜在的なモデルとして今日まで影響を及ぼしています。

それにしても、なぜ修道女は見放された病人たちを集めてケアをしたのでしょう。それは天国へ行くためです。誰もが躊躇《ちゅうちょ》するような苦難の道、逆境を生きてこそ天国へ行けるからです。自己犠牲と苦しみが必須なのです。だから、自分から与えはしても相手からは何も受け取りません。

そういう信仰がベースになってつくられたため、いつの間にかケアする人は「苦境に置かれていなければ、本来の意味での業務をまっとうしていない」と思ってしまい、仕事の価値が苦難や困難に置かれるようになります。無意識のうちにその文化に馴染《なじ》んでしまうのです。

看護師や介護士などケアする立場の人は、認知症の高齢者といった、家族でさえも世話をすることをあきらめてしまった、見放された人々へケアを行う素晴らしい人たちです。しかし、たいへんであることに意義を見出《みいだ》す文化に慣れてしまうと、私が「ユマニチュードでは患者さんを介助するのに10歳程度の子供の力があれば大丈夫ですよ。拘縮なら5歳くらいの力で解消できます」と言っても受け入れ難くなります。自分の信じている苦難や困難の価値観を壊してしまうことを怖れるからです。

その一方、これまでの慣習から離れ、ユマニチュードを実践するようになった看護師がよく口にするのは、「ケアが楽しみになる」「仕事が楽しい」といった苦しみとは無縁の言葉です。

力を失うことで弱者に力を振るう

神に仕え、天国へ行くため、自分を犠牲にして見放された人に奉仕する。苦難や困難、逆境が看護の世界の成り立ちにあります。無意識の中で私たちは、その考えに囚われています。自覚されてもいないのです。

認知症の高齢者のような、誰もが世話をしたがらない人を相手にすること自体に価値があるとすれば、苦難を解消するような技術を、「受け入れ難い」と思うのも頷《うなず》ける話です。

1936年に発行されたフランスの看護専門誌には、「神の加護を受けた看護師たちにとって、単調で簡素で、誰もやりたがらない手仕事を行うことに価値がある」と書かれています。フランス人の看護師はこれを「時代遅れ」と笑います。日本人も「それはヨーロッパのことで自分たちとは関係ない」と一笑に付すでしょう。けれども近代的な看護は欧米から世界に伝えられ、その根っこにはやはりキリスト教の犠牲の精神があります。

いわば、日本の看護文化も、フランスと同じ考えを共有しています。その中で、最も大きな価値は自己犠牲です。かつては神に仕えていましたが、今日では自分の人生を仕事に捧げることに目的が置かれています。ポルトガルでは1960年まで看護師は結婚してはいけないというルールがありました。同じようなことは日本にもあります。ごく最近まで、病院の看護部の許可がなければ看護師は出産ができないことがあったのです。

表向きには「人手が足りないから、いま産んでもらっては困る」という理由かもしれません。しかし本質的には、24時間患者のために身を捧げる存在ではなくなることへの罰でしょう。修道女が子供を宿すという過ちを犯したのと同じ扱いです。大げさに聞こえるでしょうか。しかし、現実を見ると、そうも言っていられません。苦難なくしてケアはありえないという考えで築かれた文化が、無意識のうちに個人に自己犠牲を迫り、それに慣れていくうちに、個人が自由に考え、行動する力を失っていくのです。

私たちが「力を失った」という失意の状態に陥ったとき、次に何が起きるでしょうか。その代償として自分より弱い立場の者に対して力を振るおうとしはじめるのです。

ケアの世界でいえば、看護師よりも弱い立場なのは患者です。一方的に与える関係もまた、力を振るうことの表れなのです。私は、このシステムを変革しようと思っています。看護師が本当に力を持つとき、患者から、優しさや愛情を受け取ることを自分に許可します。そして自分が思うことを言えるようになります。過去の遺産や慣習にただ従うことから解放され、自由になれるのです。

第2章

認知症高齢者は暴力的か？

「本人にとっていいことをしているはずだ」という思い込み

インターネットが登場して間もなく、ネット上にロゼットの虐待に関する研究報告書を掲載しました。しばらくすると、カナダの「ＡＳＳＴＳＡＳ：アスタズ」（Association paritaire pour la santé et la sécurité du travail du secteur affaires sociales）という団体に所属する社会学者のビガウェットさんから問い合わせがありました。アスタズとは、看護師をはじめケアに関わる人たちの健康管理を目的とした公的機関です。この団体は患者の体を安全に動かす「ＰＤＳＢ」（Principes de Déplacements Sécuritaires des Bénéficiaires）という技術をカナダで初めて確立させました。

ビガウェットさんは研究者であると同時にアスタズのインストラクターでもありました。彼からのメールの内容はこういうものでした。

「カナダでは１９９２年以降、これまで看護師のあいだで問題だった腰痛が減ってきました。これはリフトをはじめとしたケアの機器が導入された結果です。腰痛の問題が減少するに伴い、目立ってきたのは病院内での暴力です。ケアする側が、ではなく、高齢者がケアしている人を攻撃するのです。あなたがたはケアする人たちの暴力について考察なさっていますが、私たちは高齢者の暴力を調査しています。一緒に研究するのはどうでしょうか。何か関連性があるかもしれません」

ここでいう攻撃的な行動とは、ケアしようとすると認知症の高齢者がひっかいたり、暴言を吐く。あるいは食事をせずに投げ散らかす。窓から逃げようとする。看護師のお尻を触るといった、攻撃的な行動により業務を妨げるようなことです。

ケアする側と認知症高齢者の攻撃性には、きっと関連はあるだろう。そう考えた私はカナダのケベックへ行き、ビガウェットさんに会って詳しい話を聞くことにしました。

当時、アスタズは認知症のマネジメントについて考察している世界でも珍しい組織でした。なぜそれが必要になったかといえば、認知症高齢者による問題が頻発していたからです。

カナダの法律では、現場から報告された問題に対しては、必ず対応策が取られなければいけないと決まっています。そのため看護師がひっかかれたり暴言を吐かれたら、報告書を上司に提出します。しかしながら、それらの問題に対して病院幹部はどう解決していいかわからなかったのです。

そのため、病院からアスタズに解決方法の模索が依頼されました。アスタズは認知症の専門家に協力を要請し、攻撃的な認知症高齢者に対するプログラムの開発をはじめました。ビガウェットさんの話を聞きながら、私はユマニチュードの技術はカナダが直面している状況に有効ではないかと考えました。従来とは異なる患者へのアプローチの方法を提案すれば、認知症高齢者の暴力を減らすことができるのではないかと思ったのです。残念ながら私からの申し出は断られました。患者をケアする上での技術においては、カナダのメソッドが世界でいちばん優れていると彼らは自負していたからです。

とはいえ、認知症高齢者の暴力に対応する研修プログラムには興味があったので、今度はビガウェットさんにフランスへ来てもらうことにしました。そのころのフランスでは患者の攻撃性はまったく話題になっていませんでした。ただ、いずれフランスでもこの問題が顕在化してくるはずだから、そのときに慌てることなく解決策を提案できるようになっておかなければいけないと考えていたからです。

それにしても、なぜカナダでは認知症高齢者の暴力が頻発しているのでしょうか。それには文化的背景が関係しているのかもしれません。

ケベックは品行方正な人が多く、相手の迷惑にならないように日頃から礼儀正しく振舞います。そういう意味では日本人に似ています。ただ、いったん感情的になるとフランス人よりも激しいという印象があります。

おそらくカナダでは社会的な抑制があって、常日頃から感情を露《あら》わにせず我慢しているのではないかと思います。認知症になるとその抑制から解放され、これまで抑えてきたものが放出されるのかもしれません。しかし、そういう説明の仕方は論理性に欠けます。そのためビガウェットさんは認知症高齢者の暴力の背景を知りたいと思っていました。

フランスに来てもらった彼に、ユマニチュードを導入している３つの施設で講義をしてもらいました。研修中に彼は必ず「あなたの施設には認知症の人はどれくらいいますか？」と聞いていました。カナダでは、たとえば入居者の総数が１００人としたら、認知症の割合は平均して50人程度です。そこで自身の経験から「50人いるなら、統計的に見て、問題行動を起こす高齢者は８人くらいいますよね？」と尋ねます。ところがユマニチュードを導入しているフランスの施設職員は「８人もいませんよ。ひとりかふたりです」と答えます。他の施設も似たような答えです。

どうしてフランスでは攻撃的な認知症の患者が少なく、カナダでは多いのか。彼はその違いの背景が見つかったら、暴力に対して効果的な解決方法が見出せるはずだと考えました。

そのためビガウェットさんは連日熱心にそれぞれの施設でどんなケアが行われているか観察しました。けれどもベッドでの保清もカナダで行われているのと同じです。設備も大して変わりません。強いて言えば、カナダよりも利用者に対する看護師の数が少ないくらいです。攻撃的な認知症高齢者がいない特別な理由は見出せません。

研修の最終日、施設のスタッフが私に「シャワーをするから手伝ってくれませんか」と声をかけてきました。二つ返事で引き受け、バスルームで介助していたところ、ビガウェットさんが来て、私のケアの様子を見ていました。

カナダではケアのトレーナーは現場に来ませんし、自分で患者の体を洗うこともしません。認知症ケアに関するトレーニングはすべて教室で行っています。ただ、彼は社会学者でもあるので、実際の作業を見たいと思って足を運んだのです。

ひとしきりシャワーのケアが終わり、私がビガウェットさんの方を振り返ると、彼はとても興奮した口調で、「なぜフランスの施設で暴力的な認知症高齢者が少ないかわかった！」と言いました。私のケアの方法、つまり技術的な介入によって患者が攻撃的にならなないのだと理解したのです。

さて、私が行っていたケアとカナダでのケアとの決定的な違いは何でしょうか？　カナダでは、患者の体を安全に動かすためのケアの方法が確立していました。しかし、それがうまく機能しなくなってきた。暴力によってケアが滑らかに進まないからです。つまり彼らの認識では、認知症高齢者の暴力的な振る舞いのせいで、ケアに支障を来していたのです。

さて、私は「認知症の患者で攻撃的な人はいない」と先述しました。それが攻撃的になるのはどういうときでしょうか。

たとえば相手の腕をグッと掴むと人は自然に筋肉に力を入れ、筋肉は固くなります。また、陰部の洗浄では看護師は当然のこととして患者の脚を広げますが、多くの場合相手は膝を閉じて抵抗します。ケアをする人は学校で習った通りのことをしています。しかし、実はこれでは相手を緊張させ、身を固くさせてしまっているのです。

自分のこととして考えてみてください。親密でもない人に触られるというのはたいへんなことなのです。認知症であれ誰であれ、無造作に掴まれたり、脚を広げられたりしたらとても屈辱に感じます。まして床を掃除するみたいに陰部を洗浄されるのであれば、暴力的で粗野だと感じます。

認知のレベルが低くなっているからといって、そういうことが許容されるはずはありません。だから抵抗するのです。

けれども、カナダではそういうとき「動かないでください。洗いますから。すぐに終わります」といって無理やり脚を広げて押さえつけていました。当然、相手は噛んだり、ひっかいたりします。そこで担当している看護師は「ケアしようとしているのにひっかかれた。攻撃的な態度だ」と報告します。

しかし、事実はこうです。認知症の人は攻撃しようとしたのではなく、自分を守ろうとしただけです。むしろ攻撃していたのはケアする側なのです。

私たちが他人の陰部に触れることができるのは、相手がそれを望むときだけです。だからこそ無理やり触れることを暴行と呼ぶのです。それをケア業界ではわかっていない人が多いように思います。自分の業務を遂行することで頭がいっぱいだからです。

認知症高齢者に原因があると考えてしまうのは、ケアする側は「相手にとって常にいいことをしているはずだ」という思い込みがあるからです。実際は、必ずしもそうではありません。

ケアを受けている相手が、もし叫んで抵抗するとしたら、ケアをしている私に問題があるのです。原因はケアする側にあるのです。ビガウェットさんはそのことに気づきました。私とロゼットが開発した技術では、正面から脚を無理やり開かせるようなことはしません。側臥位にして膝を屈曲させることで、陰部に自然にアプローチできるようにします。このやり方であれば心理的な抵抗も少なく、穏やかに洗浄ができます。しかしながら、私たちもそういうことに気づくまでに20年の経験を必要としました。

触れる場所には順番がある

ビガウェットさんとの交流によって、カナダから研修生を迎え入れるプログラムをはじめるようになりました。そのころの話をしたいと思います。

私は扱いが最も難しいとされている患者のケアを依頼され、その様子を許可を得て撮影していました。認知症高齢者の女性は、24時間ほとんど叫び続けていました。しかも、1年を通じてです。認知症によく見られる典型的な叫び方です。おまけに寝たきりだったので、体は拘縮しています。そういう状態でケアをはじめました。

いまではケアをするときに最初に相手に近づくときは、「いつも相手の視線が向けられているところに立たないといけない」と教えています。当時はまだ経験則として、「窓側のほうからアプローチしましょう」という言い方しかしていませんでした。

また「おはようございます」という言い方ではなく「お〜はよ〜〜」と歌うように話しかけています。当時の映像を見ると拙いところも多々ありますが、こうしたメロディーで話しかける方法も、ひとつのやり方ではあったと思っています。

そのあと私は微笑みをたたえながら手を差し伸べ、体を彼女に近づけます。彼女はスペイン人なので、スペイン語で話そうと努力しました。彼女は変わらず叫んでいます。

次に私は相手の胸元の、鎖骨のあたりに手を当てました。以前は、ここは乳房に近いので手で触れてはいけないと考えていました。

しかし、カナダに滞在中にたいへんケアの難しい患者に接して気づいたことがあります。それは相手を落ち着かせるために、自分でも気づかないまま必ず相手の胸元に手を置いていたことです。人は呼吸が乱れたり、不安になるとどうするでしょう。自分の手を胸に当てませんか？　おそらくこうした行動が身についているため、自然にこの行為が出たのでしょう。

彼女の叫び声が少し落ち着きました。その次に、私は顔に触れました。大丈夫だろうと思ってのことでした。しかし、これは決定的に間違いです。ここで彼女がまた大きな声で叫んでもおかしくありませんでした。顔に触れるのは、もう少し人間関係を築いてからでなくてはいけません。顔はプライベートな部位だからです。

人には触っていいゾーンといけないゾーンがあります。ケアをする前の人間関係づくりにおいては、まずニュートラルな体の部位に手を置きます。ニュートラルな部位とは社会的に触ってもいい場所ということもできます。知り合いの肩に少し触れる分には失礼になりませんが、顔に触れることができるのは、親密になってからです。しかしながら、洋の東西を問わず、看護学校ではまずケアの際に顔の清拭からはじめるように教えます。これは大きな間違いです。

私が彼女の顔に触れるには、まだ時間をかける必要がありました。そこで、スペイン語で「元気ですか?」と話しかけました。彼女は笑い声を立てたので、「私の名前はイヴです。お手伝いしに来ました。手を貸してください」とお願いしました。

相手に触れるにあたって大切なのは、タイミングです。フランスでは親愛の情を示す挨拶として、手にキスをします。私は彼女の手をとってキスをしました。しかし、彼女はまた叫びはじめます。やはり、この段階では馴れ馴れし過ぎたのです。この行為だけで爆発して攻撃的になりかねません。

文化的には許容されている、手に優しくキスをする行為であっても、これだけの拒絶反応が起きたのです。想像してください。よく知らない人に、いきなりミトンで顔を拭かれる。あるいは、部屋に入るなりオムツの中を確認される。脚を開いて陰部洗浄される。それがどんな感情を引き起こすでしょうか。世界中の看護師が普通に行っていることが、患者の抵抗を誘発しているのです。

私たちは、教育や研究のためにケアの様子を撮影することがあります。このケアの様子も撮影して何度も見直したのですが、５年間わからなかったことがあります。「マダム」と呼びかけても、この女性がまったく反応しないときがあったからです。私は彼女のそばにいます。しかし彼女は私がいることに気がついていないのです。そのときにそばにいる私が何を話しかけようとも、彼女の耳に届いていないのです。彼女には私が見えないし、声も聞こえていない。つまり、彼女にとって、私は存在しないということです。これはいったいどういうことでしょうか？

「視覚のトンネル」という落とし穴

呼びかけても私が見えておらず、聞こえていないから反応しない。彼女のような状態は認知症の患者によく見られます。「視覚のトンネル化」と言われているもので、そのころの私も「視覚のトンネルがある」という説明をしていました。こちらの存在に気づいてもらうには、トンネルとなっている視野の範囲に入らないといけないと考えていました。この理解は誤りです。

彼女はトンネル越しに周囲を見ているのではありません。つまり、これは視覚の問題ではないのです。耳も聞こえています。機能には問題がなく、フィルターがかかっているだけなのです。いわば、「人間関係上の視覚障害、聴覚障害」であり、彼女と人間関係を成立させない限り、見えたり聞こえたりしないのです。

これは、私たちがケアを行う上での落とし穴になり得ます。彼女は視野が狭いから見えていないのではない。ちゃんと見えています。視覚ではなく注意の問題なのです。だから、相手の視線をきちんと捉えて話しかける必要があるのです。捉えていない状態でケアを行えば、彼女は爆発し、抵抗するでしょう。存在しない人間が不意に手を伸ばしてくるのですから、恐怖に襲われて当然です。

そのことに気づいたのは、認知症高齢者の家族向けの教育ビデオを撮っていたときのことでした。視野狭窄《きょうさく》だと言われている女性へのコミュニケーションの取り方について説明する映像を撮影していました。

「こんにちは」と話しかけて近づきます。その様子をカメラが撮影していますが、カメラも私の存在も、彼女には見えていないようです。すぐそばで話しているにもかかわらず、彼女には私の言葉が届いていませんから、まったく反応しません。そのときカメラのバッテリーが切れてしまい、やり直しです。

再び「こんにちは」と言って近づきました。目と目が合いかけたところに次は「テープが切れたのでビデオカセットを交換します」と言われました。またやり直しです。改めて「こんにちは」からはじめたら、今度はマイクがオフでした。

人間関係をつくりかけては去っていくので、だんだん彼女は不安を感じはじめました。これは時間をおかないといけないと思い、10分ほど後で再び背後から近づくと、彼女はパッと振り返りました。そして、私がどこにいるかをすごく気にするようになりました。

そのときにわかったのです。視野が狭いのは器官の障害ではない。だから、関係性が築かれ、注意が喚起されれば、ちゃんと見えるようになるのです。私はこの状態を「人間関係における視覚障害、聴覚障害」と呼んでいます。

私の気づいたことが、神経学の分野において研究されているかどうか調べてみました。フランス国内では見つかりませんでした。アメリカでは認知症患者の視野狭窄は研究されています。しかしながら、「脳のある領域の欠損から視覚障害が生じる」といった説明しか見当たりませんでした。おそらく、研究者は現場でケアをしていないため「視覚のトンネル化」を疑っていないのです。

その問題設定がそもそも間違っています。かつては私も誤った理論で説明していました。しかし目の前で起きた現象から新たな事実を発見することによって、理論の誤りを訂正しました。こういった発見の積み重ねがユマニチュードの技術の基礎にあるのです。

このころの私とロゼットは、自分たちの行っていることすべてに完全な説明ができていたわけではなく、経験則から「こうしたほうがいい」というような実践的な知識と技術を蓄積していました。

あなたの動きはサルのようだ

早い段階で手にキスをするなど、ところどころ誤った選択をしながらも行ったケアの記録映像を、カナダの神経学学会で紹介したときのことです。

ランチタイムに入り、ひとりの男性が私に近づくと、こう話しかけてきました。

「先ほどの動画を見ました。あなたの動きはまるでサルの動きですね」

その人は動物行動学の専門家でした。彼が言うには、「あなたは映像の中で、女性の手をとって自分の顔に触れさせています。あれはサルと同じです」。

サルはヒエラルキーに厳格で、喧嘩《けんか》で負けたほうは相手の手をとって顔に触らせます。サルの爪はとても鋭いので、たいへん危険です。そのまま目を突こうと思えばできるわけです。けれども勝った側はそうしませんし、負けた側は相手に自分の急所を触らせ、敵意のないことを示します。その行為によって争いは終わります。

動物行動学の研究者はジョークとして言ったのでしょう。でも私にとって、それは冗談ではありませんでした。６００万年くらい前に、人間はサルと分かれて進化したと言われています。生命の長い歴史から見るとつい最近の話ですから、両者には共通点も多いはずです。研究者の指摘を受けて気づいたのは、サルと同じような振る舞いを人間も無意識のうちにしており、それが相手の攻撃性を本能的に回避しているということでした。

私は、これまで気持ちが昂《たか》ぶっている女性のケアを行う際、落ち着いてもらうために相手の顔を触るのではなく、相手に私を触らせていました。意識的に行ったというより、自分でも気づかないうちにそうしていました。

なぜかはわからないけれど、経験則として顔を触らせると相手が落ち着くことはわかっていたのです。いまや研究者のおかげで、そのゼスチャーが「私はあなたより弱い立場にあります」「私はあなたを攻撃していませんよ」という恭順のサインになることがわかりました。それ以降、これをひとつのテクニックとして確立させました。

さて、私たちが清拭をするとき、通常はどこからはじめるでしょうか。顔から入り、最後に陰部を洗浄します。欧米でも日本でも看護学校ではそう教えています。しかしそれは誤りです。顔を触らせることが「相手に敵意のないこと」を知らせるのであれば、いきなり顔に触れようとする行為は、その逆を意味しないでしょうか。

あるシンポジウムに参加したときのことです。私は「顔から洗浄しない」など、看護学校のカリキュラムとはまったく違うことを実践していましたから、そのことに疑問を持った人が、「衛生上の問題」について質問しました。会場には看護師と医療関係者を含む１２００人ほどの参加者がいました。そこで私は改めて尋ねてみました。

「皆さんは看護学校で体のどこから洗うと学びましたか？」

一斉に「顔です」と答えが返ってきました。

「２番目はどこですか？」の問いには「手です」。そして「最後に洗うのは？」には「陰部です」。すべて即答でした。

「理由を説明してください」と会場にいた人に聞くと、「洗う順番は、最も清潔な部分から、最も汚れている部分に進んでいくからです」。会場の全員がその答えに同意を示しています。確かに世界の至る所でそう教えられています。

「ここに衛生学の専門家はいますか？」と呼びかけると、ふたりが手を挙げたので、こう質問しました。「体でいちばん細菌が繁殖している、汚れた場所はどこですか？」

すると専門家は「口です」と答えました。次は手、そして陰部と続きます。

つまり世界中の看護師の行っている清拭は、清潔なところから汚れたところに移っていませんｃ。その反対です。最も細菌の集中している口を含む顔からはじめているのです。

衛生学の観点からすれば、おかしいのです。なぜそういう順序になっているかといえば、歴史的な背景があるからです。清拭の手順は生物学や細菌学の知見が病院の衛生管理に組み込まれる前につくられたのです。

現在の看護学校では衛生学を教えていますから、「口は細菌が最も集まる場所です」という内容は誰しも知っています。けれども、その後に続く保清の講義では、「顔をまず洗いましょう」と教えています。一日の講義で学ぶ内容に齟齬《そご》があるのです。

新たな知見が事実であれば、これまでのやり方は改められなくてはなりません。しかし、「これまでのやり方」が長年の慣習や伝統に基づいており、それが、獲得した資格やプライドを保証してくれるとすれば、私たちは見出された新たな事実との関連づけを拒否します。潜在意識でそうするのです。自分は間違ったことをしていないと思いたいのです。

学んだ知識を現実と照らし合わせて、実際に活用することができるのは、真の意味での謙虚さを持ち合わせた人たちだけです。謙虚さは、自分の行いに誇りを持つことから生まれます。これまで行ってきた過去に対してだけではなく、進化することにも誇りを持つ。そのことで私たちは、よりよいケアの文化をつくっていくことができるのではないでしょうか。顔から洗浄をはじめない、というのも変革の一歩だと思います。

第3章

私たちが権利を失うとき

介護の現場で起きていること

私たちの暮らしを支えている重要な価値は何でしょうか。それは私が私として尊重され、ひとりの市民として生きることです。それには自由と自律が不可欠です。「世界人権宣言」はこう謳《うた》っています。

「すべての人間は、生れながらにして自由であり、かつ、尊厳と権利とについて平等である。人間は、理性と良心とを授けられており、互いに同胞の精神をもって行動しなければならない」

ユマニチュードもまた、この価値観に基づいています。民主主義を支える自由と自律を尊重します。人が自律した自由な社会はどんなものでしょう。強者がすべてを決めて、それに服従すればいい。「それは間違っている」と思っても意見を言えない。少なくとも、そういう社会でないのは確かです。恐怖心をもって強者に平伏し続けることは、ユマニチュードの考えとは相容《あいい》れません。

ユマニチュードの哲学においては、すべての個人に尊重すべき価値があると考えています。したがって、患者も、看護師・介護士も等しく価値があります。病院や介護施設だから、その価値が損なわれていいはずがないのです。

患者をどうしても拘束しなければいけないとき、フランスではその決定権は医師ではなく、裁判所にあります。しかしながら、実際は病院の判断で行われています。本来ならば、それは違法行為です。

私たちはこう考えています。「人権が尊重される」という価値に基づけば、病院であれ介護施設であれ、その施設にいる人は自宅同様の生活の継続を約束されている。したがって、施設に入ったからといって、何も失うものはないはずだ。まして拘束などありえない。

現実はどうでしょう。認知症高齢者が病院や介護施設で抑制されるのは珍しい話ではありません。そのとき、私たちの暮らしを支える人権という価値が損なわれています。しかしながら、こうした自由を失っていく体験を味わうのは、認知症に限った話ではなく、高齢者全般に見られることです。私たちの社会は誰を強者に据え、誰を弱者として排除しているのでしょうか。

高齢者になると誰もが失うもの

東京で生活している高齢者の男性を想像してください。年齢は80歳で、小さなマンションの3階にひとりで住んでいます。近頃、膝が痛みはじめ、階段を上がるのもきつくなってきました。風呂は大好きですが、ひとりでバスタブをまたぐのもなかなか難しくなってきました。

そんな矢先、風呂にお湯を入れることに気を取られて、料理を焦がしてしまいました。煙が立ち込め、火災報知器が鳴ります。隣の住人は高齢者がひとりで住んでいることを知っていましたから、消防署に連絡しました。幸い、たいしたことはありませんでしたが、「最近、ぼけてきたのではないだろうか?」と隣人は心配顔です。

後日、マンションを訪れた娘が、「介護施設に入ったらどうかな」と切り出します。医師も、「介護施設のほうが暮らしやすいですよ」と提案します。けれども彼はプライドの高い人物なので、「必要ない」と拒否します。

ある日、道の向かい側で建築が始まり、数ヶ月後にはとてもモダンな建物が建ちました。介護施設です。彼は「あんなところに絶対に行かないぞ」と思っていましたが、洒落《しゃれ》た外観につい好奇心をそそられ、介護施設を覗いてみることにします。

自動ドアの向こうには挨拶文が書いてあります。

「こんにちは。皆さん、ようこそ。ここに入居している人は、誰しも自宅で過ごしているのと変わらない生活が送れます。私たちの施設では失うものは何もなく、自由と自律と博愛が尊重されます」

とても素晴らしい内容です。少し興味を持った彼は数日後、見学に行きました。部屋は明るく大きい。共有スペースにはピアノもあります。リハビリ室には機材も揃っています。心理カウンセラーも理学療法士もいます。「こういうふうに自由が尊重されるなら、住んでみてもいいな」。気が変わった彼は契約書にサインします。

入居当日、長年飼っていた犬とともに介護施設を訪れます。スタッフは「ここは高齢者のための施設で、犬のいるところではありません」と言います。「ここは自宅のように暮らせるのではないのですか？」と食い下がりますが、無駄でした。彼は生涯の親友を失いました。ペットロスのショックで亡くなる老人がいるくらいですから、これはたいへんなことです。

個室に入ると、風呂場を確認します。ドアが広く開くので入りやすいし、足を上げてまたぐ必要もありません。すると、部屋のドアが突然開きました。ノックをするやいなや看護師が入ってきたのです。

彼は憤慨し、「ドアをちゃんとノックして、許可を得てから入ってきてください」と言って、追い返します。すると、施設の看護師や介護士は「新しい入居者はうるさい人だ」と思うようになります。

しばらくすると、スタッフに「どれだけの身体機能があるか評価します。それに応じて清拭の方法などを決めます」と言われます。入居早々で気乗りしません。「基本的なことは自分でやるから結構です。いまは放っておいてください」と断ります。「そういうわけにはいきません」と一蹴されますが、「行きたくないものは行きたくない」と強い調子で言い返します。

スタッフはコンピューターに入力します。「攻撃的だ。認知症の傾向もあるかもしれない。私を脅すような発言があった。精神科医を呼ぶ必要もある」

気分転換に食堂へ行き、「グラスをください」と彼は言い、持参したワインを飲みはじめます。するとスタッフがやって来て、「ここではお酒は禁止です」と言います。「食前酒を飲むのが50年来の習慣だ。それに健康にもいい」と返しました。しかし、スタッフは

「医師の許可が必要です」の一点張りです。

彼は、人生で楽しみにしてきた晩酌の権利を失います。何も失うものがなかったはずです。

夜になって介護士が来ます。「寝る時間ですよ」と言われます。「ぼくは毎晩12時に寝ています」「いいえ、就寝の時間です。いま寝てもらわないと、私が怒られます」。それなら仕方がありません。「じゃあ、寝る前に風呂に入るからちょっと手伝ってください」と言います。「いまからですか？　そんなことはありえません」と言われます。

彼の習慣では、毎晩10時くらいに風呂に入り、12時に寝ます。ひとりで入りづらくなったから、介護施設に入居したのです。彼は自分の好きな時間に風呂に入り、好きな時間に寝る権利を失います。

居心地が悪いので、ちょっと散歩に出かけようと思い、玄関へ向かいます。するとドアが開きません。どうやらコード番号の入力が必要なようです。慌てて看護師がやって来ます。「ちょっと散歩してきます」と言っても、「安全上の理由から夜はドアを閉鎖していま す。外出はできません」。コード番号を教えてもらおうとしても、「所長と医師に相談しないとできません」と言われます。

でも、彼は頑張ります。部屋に戻ると見せかけて、こっそり窓から抜け出しました。なぜなら、金曜の夜は必ず外食する習慣があったからです。お酒を飲んで帰ってくるとスタッフは怒っています。「かまうもんか」と内心思いますが、とりあえず「わかった。寝るよ」と言います。するとスタッフは、彼の後ろに女性がいたことに気づきます。

「この方は誰ですか？」

「ぼくのガールフレンドです。金曜日はレストランに行って、美味《おい》しいご飯を食べ、彼女の家に行くか、ぼくの家に来るか。そしてふたりで夜を過ごします。それがぼくたちの習慣です」

「施設では他人を入れることは禁止されています。ここはラブホテルではありませんから」。彼は恋人とのひとときを過ごす楽しみを失いました。

いかがでしょう。これまでに述べたことは、介護施設に入るような年齢になったという理由だけで高齢者全員が体験することです。犬を飼う。好きなものを飲む。誰かと会う。恋人とベッドで過ごす。普通の暮らしをしている市民ならば失うはずもない権利を失うのです。たんに高齢だからという理由で。

同じベッドに寝ることも自律の尊重

２０１４年のクリスマスに亡くなった私の父は、重度のパーキンソン病でした。父と母は愛し合っていて、70年間同じベッドで寝ていました。母がアルツハイマーになり、できる限りのことをして自宅にいられるようにしたものの、それも難しくなり、両親ともに介護施設に入ることになりました。70年間同じベッドで寝ていたのに、介護施設に入るとそれは叶《かな》わなくなりました。

介護施設に入るのは介護が必要だからです。だからといって、愛する者同士に別れを余儀なくさせるとしたら、それは罪です。日本でもフランスでも同じベッドに寝たいというカップルを引き裂く権利はありません。

では、常識として一般に受け入れられている考えを、どうやって変えたらいいのでしょう。それは既成の価値を改めて議題にすることです。

日本では約90万人が介護施設に入居しています（厚生労働省 平成26年度介護給付費実態調査より）。それだけの人が、市民権を失っている状態に置かれている可能性があります。高齢者に対する見方や概念を、私たちがまったく改めない限り、権利の剥奪《はくだつ》はこれからも続くでしょう。

ケアの世界でも、「尊厳は大事だ」と口にはします。しかしながら、知的または身体的にハンディを負った高齢者から権利を奪っているのが実情です。ユマニチュードは、自由と自律に関するすべての権利を尊重します。

ケアをする人にはある種の革命が必要です。気持ちを完全に入れ替え、既成概念を捨てなければなりません。自由と博愛の本当の意味を理解しないと、権利の尊重は達成できません。

多くの施設では、就寝時間が大体夜8時か9時に決まっています。そのような既成概念を壊した新しい介護施設もごく稀《まれ》にあります。

あるフランスの介護施設には100人の入居者がいます。夜には静かになるので、他の施設と同じく夜8時に就寝と決まっているように見えます。けれども何やら図書室から笑い声が聞こえてきます。夜の料理学校が開かれているのです。集まったメンバーは早く寝るのが嫌いな人たちで、今日はアップルケーキをつくっているようです。教室は朝の5時まで開催されています。

いつも朝3時に寝る人をどうして夜8時に寝かせないといけないのでしょうか。とてもナンセンスです。

集まった人のほとんどが認知症です。認知症を含む入居者のうち20パーセントの人が、夜になると不安に襲われます。夕暮れ症候群と呼ばれるもので、陽が落ちるにつれ神経が昂ぶり、不安によってさまざまな認知症の行動心理症状が出ます。不安を解消するために徘徊《はいかい》する人もいれば、同じ歌を歌い続ける人もいます。恐怖心に囚われて動けなくなり、ソファで身じろぎもせずじっとしている人もいます。

不安でたまらないときに孤独になるのは嫌だし、ましてひとりで寝たくもありません。そういうときに料理教室に来れば、必ず誰かと一緒に過ごせます。集まった人の中には、「何をつくっているんですか?」と聞かれても、「さあ、知らないよ」と言う人もいます。料理自体にはあまり興味がないのかもしれません。

けれども、それでもまったく問題ありません。みんなと過ごすのが楽しいのですから。料理が進むにつれ、だんだんと眠くなる人もいます。そういう人をスタッフは部屋だけでなく、近くのソファに案内します。必ずしもベッドに寝かせる必要はないのです。

この施設では自由と自律が尊重されています。残念ながら、こういう介護施設はまだまだフランスでも珍しいのです。しかしながら、ここで行われているのは、極めて普通のことだと思いませんか？

東京の新宿は夜になっても、ものすごい人出です。人々がまだ活動している様子を見るにつけ、高齢者だからといって、すべての人が夜8時に寝るものだと決めつけるのはおかしくはないでしょうか。施設によっては睡眠薬も使われています。私たちが勝手に決めたルールに従わせるために用いているのです。決まった時間に寝たい人もいれば、寝たくない人もいます。お互いに邪魔をしないように住み分ければいいだけのことです。

ユマニチュードを導入している施設では、強制ケアはしません。犬を飼いたければ一緒に暮らせます。恋人と同じベッドで寝ても大丈夫です。その場合は140センチ幅の大きなベッドを入れます。24時間のうち好きなときに食事ができます。ほとんどの人は同じ時間に食堂で食べますが、人によっては、深夜にお腹が空いたと感じる人もいます。そういう人には夜に食事を出します。夜中の2時にシャワーを浴びたければ介助します。信じ難いかもしれませんが、これを実現しているフランスの介護施設の入居者数に対する夜間勤務の職員の数は、日本よりも少ないのです。

自律を尊重すること。それは組織の取り組み次第で実現可能です。そのためには従来のケアを支える考え、哲学を見直す必要があります。

従来のケアの哲学を見直す

これまでに世界中でケアに関する哲学書が書かれてきました。欧米においては、ヴァージニア・ヘンダーソンの『看護の基本となるもの』が基礎になっています。ヘンダーソンは「人間には基礎となる14のニーズがある」と定義しています。この考えからすれば、看護師の役割は、基礎的な14のニーズを自分で満たすことができなくなった人へのケアを行うことになります。

ニーズは身体的なものから始まります。飲む・食べる・排泄《はいせつ》する・呼吸する。これらが基礎になります。それからコミュニケーションのニーズがあり、最後は自分で考え行動を起こすといった自己実現に至ります。

ヘンダーソンの理論は、ユマニチュードの母とも呼べます。およそ60年前に書かれた本でありながら、今日に至るまでケアの世界に影響を与えています。

それだけにヘンダーソンの14のニーズは、ケアをする人にとって問題になり得ます。いつしか飲食のニーズが、「適切な炭水化物の量」といった栄養学の話になったり、あるいは、「どのように食事の介助をするか」「水分補給はどうすればいいか」という技術論になってしまっています。それをもとにして看護師のケアの内容が定義づけられたとしても、問題があるとは思えません。むしろよいアイデアに見えます。

ここに落とし穴があるのです。

日本やフランスに限らず、多くの国の看護師は、「忙しくてよいケアをするための十分な時間がとれない」と言っています。では、それほどまでに多忙で時間がないとすれば、どうなるでしょうか。優先順位を決めて、できることをしようとします。そうして選択されるのが生理的なニーズです。

気づいているでしょうか。生理的ニーズと呼ばれているものは、私の飼っているイヌやネコにも同様にあります。優先順位に基づいて生理的なニーズにだけ注目するのは、人間の中の動物的な部分だけをケアしているに過ぎません。それは人間に対するケアとは言えません。

私はかつて、フランスの看護師の使っている看護記録用のコンピューターソフトと獣医が使っているそれとの比較をしました。どちらも同じで、記録されていたこともほぼ同様。つまり、どれだけの量を食べ、飲んだのかや排尿量、便の硬軟が主な内容です。

ケアはそれぞれの国の文化に左右されるだけではありません。普遍性があると思われている哲学にも縛られてしまう可能性があるのです。ヘンダーソンの理論は素晴らしいものです。しかしながら、時代を経て、彼女の哲学に根ざしたはずのケアは、「14のニーズだけを満たせばいい」とあまりに狭い考え方をするようになっています。

ヘンダーソンの理論に並んで、ケアに関わる人に影響を与えているのは、心理学者のアブラハム・マズローの提示した欲求5段階説、いわゆる「マズローの法則」です。ヘンダーソンと同じように人間の基本となるニーズとして「生理的欲求から安全への欲求、愛情、尊敬、自己実現へのニーズ」について言及しています。

彼はこれら5つのニーズをピラミッド構造として示しており、人間の本質についてのモデルとして看護学校でも教えられています。私は、これに異議を唱えます。

まずピラミッドは何を語っているのでしょうか。生理的欲求から安全への欲求、愛情、尊敬、自己実現へのニーズが階層上にあるということです。

つまり、基礎となる生理学的なニーズが満たされていないと次のステップには行けないのです。ニーズにはヒエラルキーがあるからです。この考えは時代に合っていません。

フランスでは餓《う》えて死ぬ人よりも愛が欠乏して死ぬ人のほうが多い。日本人の自殺者は年間約3万人もいます。お腹が空いているから死ぬのでしょうか。いえ、おそらく、孤独だからです。生理的なニーズが満たされていても、私たちは生きることはできないのです。したがって、このモデルは実情とずれています。

あなたが介護施設に入居するとします。スタッフがマズローの法則に基づいて分類し、あなたにいちばん大切だと考えるのは、あなたに食事をちゃんと摂ってもらうこと。そして排泄をきちんとしてもらうことです。しかし、それだけではケアとは呼べません。それは入れて出すのを見届ける、水道管の詰まりを取り除く工事と同じです。そもそも、あなたにとって食べることは大事でも、ある人にとってはそれよりも読書のほうが大事かもしれません。

そうやって考えていくと、あなたにとっていちばん大切なことは、他者にとっていちばん大切なことと必ずしも同じではありません。それぞれに、「私だけの大切な、基礎的なニーズ」があります。そして、それらに共通しているのは「自由」です。自由が私たちを生かしているのです。

ケアにヒエラルキーがあると考えるのは、ナンセンスです。生きている実態ではなく、頭の中だけでニーズが考えられたとき、ピラミッド状の優先順位が付けられてしまいました。そうではありません。ひとりひとりの優先順位があります。私たちは、それぞれが大切にしているもののために生きています。私の知人は、蝶を捕まえるために世界中を飛び回っています。彼をケアの哲学が示すヒエラルキーの中に組み込むのは難しい。少なくとも彼から蝶を取り上げたら死ぬでしょう。

自律を可能にする依存のあり方

ケアの哲学は、ただ生理的ニーズを満たすためにあるのではなく、私たちが自律して生きるための哲学でなければいけません。そうであるならば、ケアする側は、認知症であれ身体機能が衰えている人であれ、これまで生きてきたのと同じような生活の場を実現するよう努めなくてはいけません。そこに価値があるからです。

社会にはさまざまな価値があります。ユマニチュードにおいては、自律と自由と依存を掲げます。誰かに依存していなければ私たちは生きていけない。これも重要な価値として定義しているのです。自律を可能にする依存。ここにユマニチュードの革命性があります。

依存は価値のないもの、回避すべきものとして捉えられがちです。しかしユマニチュードにおいては、高齢者が依存する状態をマイナスとは捉えず、依存こそが力になり得ると考えています。

たとえば、私は日本に来て研修や講演を行います。日本語が話せないので、いつも通訳に依存せざるを得ません。彼女がいて初めて会話は成立します。私にとって通訳への依存はポジティブで価値あるものです。私ができないことを可能にしてくれるからです。

もしも彼女が私の話す内容を誤って通訳するならば、私と彼女の依存関係は悲惨なものになります。しかし、ものすごくいい通訳なら、私の依存は素晴らしいものになります。通訳がいなければ、依存関係は生じません。私は完全に独立して自由です。けれども依存していなければ、日本で本は出版されないし、日本人と理解し合うこともないでしょう。

つまり依存は価値あるものなのです。「誰に依存するか」ということが重要なのです。多くの人々は、病気になることと依存することを混同しています。病気になることを望む人はいません。しかし、病気になった結果として誰かに依存することはあります。あなたが重篤な病気になり、誰からの助けも拒むとすれば、あなたは死んでしまうからです。あなたの自律を尊重し、あなたの自律を実現させるために、誰かがあなたを助け、あなたはそれに依存するのです。「誰に依存するか」。あなたは、あなたの自律を実現させるために助けてくれる人に依存するのです。

私がもし病気になったときに、私の自律を実現させるための助けは、私に話しかけてくれないケアでも、痛いことをするケアでも、私を縛る危険性のあるケアでもありません。これらのケアを行う人と私のあいだに築かれるのは、ネガティブな関係です。私が必要とするケアは、その正反対のものです。私がユマニチュードにおいて依存を大切な価値としている理由は、私たちは依存関係なしに絆を結ぶことができないからです。関係を築く絆は私とあなたを結びます。絆がなくなると孤独になります。ユマニチュードは絆の哲学です。「誰に依存するか」を言い換えるならば、「いかにポジティブな絆をつくるか」になります。ポジティブな依存の哲学です。

私は山奥にこもり仙人のような生活をするつもりはありません。私が大切にし、またそれによって私に価値が与えられるのは、ブッダのように孤独のうちに思惟《しい》するところにはありません。私の価値は人との絆でできており、そういったつながりを築くところにあります。依存とは、幸せな状況なのです。なぜなら、人が社会で生きていこうとするならば、依存は必要不可欠なものだからです。

私の人生の目的は物事から離脱することではなく、つながることにあります。地球に住むすべての人が互いに手をつないだら、武器を持つ手は無くなります。

私の考えはアジアの人が理想とするような、孤独の中で悟ることですべてから解放されるようなものとは真逆かもしれません。西洋的でロマンティックな考えです。私は人との関係性を築くとき、より感情を高めたいと思っています。痛みを感じている人がいれば泣き、喜びを感じている人とともに笑う人間でありたいと思っています。私は誰かがいないと寂しく感じます。なぜなら、私ひとりでは存在できないからです。

人生において充実している瞬間は、誰かを愛しているときではないでしょうか。子供や夫、妻を愛《いと》しく思うとき、自身は美しく強く繊細であり、「私はそういう自分なのだ」という自律した感覚、高揚感が訪れます。それは依存関係があって初めて感じられるのです。

身体的な依存関係は自律を妨げるものではない

私たちは何気なく「自律」という言葉を使います。そもそも自律とはなんでしょう。あくまで知性的なものであって、身体的なものではないと考えられています。私は、「自分で選ぶことができる能力がある。もしくは選べる可能性がある状態」を自律と呼びたいと思います。

たとえば、あなたは入院しており、四肢が麻痺した状態だとします。私は看護師で、あなたの部屋に入ります。すると、「テレビを見たいからつけてほしい」と言われ、リモコンのスイッチを押します。そして「どの番組を見ますか？」と尋ねます。あなたは「NHKが見たい」と言い、私は選局します。

自分の手でリモコンを扱えないような身体の状態では、「自律していない」とみなされがちです。しかし、あなたは自律しています。自分はテレビを見たいと思い、自分で番組を選択しているからです。そのとき看護師はどういう存在でしょうか。あなたは手が使えないのです。看護師はあなたの手になります。

あなたが自分の足で歩けないときは、私があなたの足になります。ケアする人の役割は

「あなたの代わりに何かを決めること」ではありません。あなたの自律を介助することです。委託された依存関係の中で、あなたの自律のために行動する。これがケアをする人の役割です。

いま、ケアする側の問題の多くは、体を動かせないといった状態になって、身体的に依存関係になったことを、知的にも依存していると混同するところにあります。これは大きな誤解です。陥りがちな落とし穴です。

施設のスタッフが決まった時間に入居者を眠らせるのはなぜでしょう。そのほうがスタッフにとって、効率がよく楽だからです。身体的な障害が生じた途端、自律性が奪われてしまいます。

いまはパートナーと同じベッドで寝ていても、介護施設に入ると自宅で生活する能力がなくなるということで、スタッフは同じベッドで寝てはいけないと強要します。あなたはもう半ば自律していないと判断されるからです。

自律の尊重。これはユマニチュードが最も大事にしている価値観です。自律とは本人が自分のために自由に選び決定する能力です。しかし、一般的には、自律が尊重されるのは、知的能力がある場合に限られます。

なるほど。辞書に記されているような自律の定義からすれば、選挙では誰に投票するか。どういう服を着るか自分で決める。こういうことができて初めて、「あなたは自律している」とみなされます。認知症ではそれは難しくなります。そうであるならば、ユマニチュードは自律に関する定義を広げたいと思います。

あなたが何を志向しているかを伝えられる、あるいはそれを私たちが理解できる状態であれば、あなたは自律しています。伝える手段は必ずしも言葉だけではありません。ケアする側があなたの伝えようとすること、その志向性を把握できる状態であれば、あなたの自律は尊重されなければいけないのです。

私は、人はどんな状態になっても何を欲しているか、自分にとって何が好ましいかを伝えることができると思っています。ですから、最期のときまで自律は尊重されなければならないと提唱しています。

誰にとっての現実か？

ある病院で撮影された映像に、アルツハイマー型の認知症の女性のシャワー介助の模様が記録されています。看護師が、「温かいですよ」「気持ちいいですよ」と優しく声をかけています。けれども彼女は、「なんでこんなことするの！」「温かくないよー」と絶叫しています。

ケアを行っている看護師たちはとても困惑して、悲しげな表情をしています。よかれと思ってやっていることがまったく受け入れられず、自分たちのケアが拒絶されているからです。

この女性は、自分の年齢が13歳だと思っています。彼女は、自分がシャワーを浴びていると理解しているでしょうか？　体が汚れているから看護師が体を洗ってくれるのだということも理解していないでしょう。むしろ、彼女たちが看護師であることさえわかっていないし、ここがどこかも理解していません。

彼女にとって、これはいいことでしょうか。望んでいることでしょうか。違います。彼女はちゃんと表現しています。「そんなことはしてほしくない。嫌だ」

もしも彼女がきちんと言葉を話せたのなら、おそらくこう言うでしょう。

「いますぐ止めてください。私はシャワーを浴びたくありません」

看護師たちは、絶叫している彼女に対して申し訳ないと感じる表情を浮かべています。だからといって、シャワーを止めることはしません。

嫌がることをやり続けるのは拷問です。けれども、もちろん看護師たちはこのシャワーを拷問とは思っていません。ケアする側がすべての権利を持っていることへの自覚がないからです。

つまり、自律を尊重するとは何かがわかっていないのです。彼女がこのケアを望んでいないことは、誰の目にも明らかなのにもかかわらず。

彼女のようなアルツハイマー性の認知症高齢者がこのような言動をするとき、私たちはこう考えています。「この人の認識が間違っている。彼女が思い込んでいる現実とケアする私たちの現実では、私たちのほうが正しい」。つまり妄想と現実の違いだと結論付けます。

私は認知症ではありませんから、私と彼女の現実は確かに違います。では、それが本質的な問題でしょうか。犬も私の現実と違う現実を生きています。しかし、私は犬を痛めつけたりしません。

彼女の訴えはおかしなことであり、ケアする側の私たちのほうがまともだという見方はとても強固です。高齢者の現実が変なのではありません。私たちが「これが現実だ」と思っていることのほうがおかしいのです。

現実とはなんでしょうか。「これをやらないといけない」「これはダメだ」といった考えで組み立てられたものではないでしょうか。そうであるならば、まず私たちが正しいと思っている現実を変えないといけません。自分を疑わない人間たちが、彼女の自律と自分らしく生きる権利を奪っているのです。この現実は、私たちの頭がつくった狂った世界です。

フランスでは毎日２万５０００人の高齢者が強制的にケアを受けています。ケアを行っている人は、自分が虐待を行っているとは露ほども思っていません。ケアをする人は、自分がよいことをしていると信じています。ケアをする人の現実にとって重要なことは、予定通りに仕事を終え、他のスタッフに迷惑をかけず、家族の要望に応えることです。

しかし、ケアを受ける高齢者の現実は違います。先ほどの高齢の女性の場合、彼女はシャワーを浴びたいとは思っていません。彼女の現実では、自分は暴行を受けており、恐怖を感じ、助けを求めているのです。彼女の感情は恐怖でいっぱいとなり、この恐怖から逃れるためにできる限りのことをしているのです。だから叫んだり、外界との接触を自ら断ち切り、目を閉じて手足を縮めて黙り込む。これらは彼女が自分の身を守るための防御なのです。

ユマニチュードのケアにおいては、強制的なケアは絶対に行わないことを原則としています。

ユマニチュードは彼女の現実に即します。彼女は多大なる苦痛を受けており、それについて、「嫌だ」とはっきり態度で示しています。ケアする側に、相手の自律を奪う権利はありません。

認知症高齢者の認識を尊重すれば、「仕事ができなくなる」と思うかもしれません。けれども彼女の現実に即するとは、ケアの必要性を放棄することはありません。なぜなら体を清潔に保つことは大事だからです。

念頭に置いてほしいことがあります。ユマニチュードではその人の選択、自主性を尊重します。それに対して、私たちは真摯であらねばなりません。

だからこそ、彼女がシャワーを穏やかに浴びることができるような方法を考案するのです。彼女に合意してもらえ、順調に進行するような方法を私たちが見出さないといけないのです。なぜなら、私たちにはこれまでのやり方とは違う、人間的なやり方で行う可能性と力があるからです。

アプローチする技術を変える。担当の看護師を代える。シャワーの時間帯を変える。日中が無理なら夜間にケアをする。相手の自律と自主性を第一に考えます。

つまり、シャワーを浴びたいという意思が、まず彼女になければならないのです。そのためユマニチュードでは、看護師が事前にきちんと計画し、ケアを準備します。

先ほどの高齢女性の話を続けましょう。後日、ユマニチュードの研修を受けた看護師が彼女にシャワーのケアを行いました。「お湯の温度はどうですか?」と問いかけると、「ちょうどいいです」「以前あんなに泣いたのはね、怖かったからなんです」と話しはじめたのです。彼女は重度の認知症患者です。しかし、自分の身に起きていること、起きていたこと、自分の周りの現実がどういうものか、感情に伴った記憶とともに、彼女はちゃんとわかっていたのです。

絆の結びつきが持つ価値を信じる

このことについて、もう少し話したいと思います。

私の現実が正しくて相手の現実が正しくないと判断するとき、物事を決定する権利はどちらが持っているでしょうか。

私の現実を基準に判断するとき、彼女には権利がなくなり、両者には一方的な力関係が成立します。つまり、「支配するか・支配されるか」しかありえなくなります。ユマニチュードは自由を尊重します。それは自分より強い者に従うことからは生まれないと、すでに述べました。

では、どうすればいいでしょうか。力関係に陥らずに済む方法が、たったひとつあります。

ケアを受ける人とケアをする人とのあいだに絆を結ぶことです。それがあれば入浴に来てくれます。なぜでしょうか？　ケアを受ける人がケアをする私のことを好ましいと思っているからこそ、一緒に風呂場まで来てくれるのです。それがポジティブな依存関係がもたらす絆です。

これから行うケアを好ましく思っていない人に、「あなたのためですよ」と強制的にケアをしたら、相手は私のことを好きだと思うでしょうか。優しく接しないと好きにはなってくれないでしょう。

歩きましょうと誘っても「嫌だ」と拒む高齢の人に私たちはどうしたらいいでしょうか。まずは自分の足で立つことの大事さを説明します。そして「私のためにやってほしいな。嬉しいから」と言います。でも、どうしても本人がその気にならない場合もあります。「寝たきりになってしまうかもしれないです。あなたにとって残念なことだと思うし、私の心はつらいです」と言います。けれども強要する権利は私にはありません。あくまで本人が選択するのです。だからこそ、私と一緒に立ちたいと思ってもらうためにすべてのことをします。それが依存関係における、その人の自律と自主性の確保です。

「すべての人間は、生まれながらにして自由であり、かつ、尊厳と権利とについて平等である」

ユマニチュードにおいては、この世界人権宣言は絵空事の理想ではなく、技術を伴う哲学によって実現されるべき目標なのです。人間はものではありません。しかし、認知症高齢者はもの扱いされる局面が多々あります。

ユマニチュードは人間性を取り戻すための哲学です。誰かをもの扱いするとき、そうしている人もまた人間性を失います。相手から人として認められ、自分も相手を人として認識する。それがユマニチュードの理念であり、そこに価値があるのです。

性的欲求から垣間見えること

ロゼットも私も、高齢者に24時間幸せでいてほしいと思っています。ケアをしている時間の半分は保清のために費やされるので、ユマニチュードはその時間を大切にし、有効活用しています。

ただ、いまのところ十分に行えていない領域があります。それは高齢者のセクシャリティに関する問題です。性行為は人生の一部です。どうでもいい人もいるでしょうけれど、90歳になっても相手を魅了すること、されることに関心を持ち続ける人はいます。

性行為が人生の中で大切な位置を占めているにもかかわらず、高齢になって介護施設に入ると、「そこで終わり」と言われるのはおかしな話です。それに、介護施設に入ると、性別の概念がなくなったかのように扱われはじめる傾向があります。性別がないのは天使だけです。高齢者の性はケア業界において、まだまだタブーなのです。

認知症高齢者が部屋で自慰行為をしているときに部屋に入ったとします。場合によっては、看護師は手を縛って拘束します。殺人者でさえ刑務所で縛られることはないというのに。もうひとつ取られる措置は、薬を飲ませて性欲を抑えてしまうといった、化学的な去勢です。このような手段を取ってしまうのは、ケアする側が性的な問題に対応する方法を学んでこなかったからです。

人間には欲求があります。その中には性的な欲求も、もちろんあります。愛する人の体と触れ合うことに快楽を覚えます。人間の性行為は生殖だけを目的にしているわけではないのですから、性的な欲求の表れは、「抱きしめられるとホッとする」といった中に見出す、心地よさになることもあります。

ケアを受ける立場になったからといって、それが禁じられなくてはならないのは、人道的な問題であり、とても罪深いと思います。この考えが全面的に正しいとは言いません。あくまでも私の意見です。しかしながら、高齢になれば性的な欲求がなくなるかとみなされるのは、やはり自律を無視したことではないかと思っています。

なぜダブルベッドが用意できないのか

２００５年にカナダを訪れた際、入居者が１００人を超えるケア施設の代表者に会いました。私はこういう質問をしました。

「あなたの施設では高さの変えられるダブルベッドはありますか？」

回答は「いいえ」でした。また、滞在中に会ったほとんどの介護士は、高さの調節できるダブルベッドの存在を知りませんでした。

私はケア業界に関わりはじめたときからその存在を知っています。それはカップル用ではなく、とても太った人が使っているものでした。

施設に太った人が入居すると、突然みんな賢くなります。肥満の人の対応策にはちゃんと解決策を思いつくのに、カップルが入居したときに、同様の解決策を思いつく人はいません。発想がどこか禁欲的な修道女のままなのです。病院でカップルがダブルベッドに寝ている姿を見たことがありますか？

提案してもこう返されます。

「奥さまはいつも失禁しますから、衛生的に問題です」

でも1週間前までは家でふたり並んで就寝していたのだから、それなりの対応をすればいいだけのことです。本当の理由はそこにはなく、歴史と文化の中にあります。その証明として、ふたつの例をあげます。

フランスの病院や施設で、カップルがダブルベッドに寝たいと言っても99パーセントは「ノー」と言われます。では、同じ高齢者をホテルに連れていきます。「ダブルベッドの部屋をお願いします」といえば、「どうぞ」と案内されます。ホテルのスタッフは客のセクシャリティに干渉しません。二人の仲を引き裂いたりしません。ホテルが性行為を管理しないのは、貸している部屋はお金を払った人の個人的な空間だからです。

その一方、フランスの法律では介護施設の部屋は入居者のプライベートな空間だと定義されています。つまり、マンションを借りるのと同じように、介護施設の部屋を借りているわけです。本来は恋人と寝てもいいのです。けれども、ケアする人は、高齢者の性に対する権限を持っていると思っています。これは文化のなせる業です。

もうひとつは、ある会議において虐待の逆である「よい扱い」について講義をしていたときのことです。そこで、「カップルからの要望があれば、介護施設でもダブルベッドを提供すればいいのではないか」と発言すると、隣に座っていた男性の精神科医が怒り出しました。

「いい加減にしてください。介護施設は売春宿ではありません。介護施設の所長は女衒《ぜげん》ではないですからね」

そこで私は彼にこう言いました。

「娼婦《しょうふ》として働くにはお金が発生しますよね。あなたは奥さんと寝るときにお金を払いますか？　払わないですよね。だから売春宿ではありませんし、そういう話はしないでください」

それでも彼は負けずに、「あなたの提案は、介護をする側にとって暴力的だと思いませんか。仮にセクシャリティについて介護士全員がトレーニングを受けた場合は、そういった考えを受け入れてもいいかと思います」と言ったので、「そうですね。じゃあ共同でセクシャリティに関するプロジェクトを立ち上げましょう」と提案しました。

20年ほど前までは、65歳にもなれば自然と性行為とは無縁になると思われていました。老人の性について特に研究している人もいないため、私が高齢者の性についての文書をインターネットで発表したところ、カナダの番組に招かれ、意見を述べる機会を得ました。専門家ではない私に話を聞くくらいですから、その問題に関心を寄せている人は、やはり珍しかったのです。

当時に比べれば、「高齢者の性」について知られるようにはなっています。高齢者を幸せにしようという考え方の広がりであると思う一方、やはり従来通り、受け入れ難く感じる人もまだまだいます。

たとえばホテルの清掃員に、「性行為についての教育をすべきだ」と言ったら、おかしいと感じるでしょう。ベッドで何が行われるか自覚した上で部屋をきれいにする。そんなトレーニングをわざわざ受けることなく、仕事をこなしています。

けれども看護師や介護士という名称がついた途端に、「改めて性行為についての教育が必要だ」ということが、今日でも当然だと思われてしまうわけです。その考えの根っこには、ケアが聖職者の仕事だったという文化的な名残がありそうです。それをいまなお引きずっているため、性的なものを排除しようとしているのではないでしょうか。

看護師や介護士は陰部の洗浄に抵抗はありません。ただ、そこに性的な意味が備わったり、施設に性的な要素が持ち込まれる、あるいは自分たちが直接関与しなくても、閉ざされたドアの中に性的なことが持ち込まれるのを嫌がります。先ほどの精神科医が、「介護をする側にとって暴力的だと思いませんか」と言ったように、攻撃されていると感じるからです。

私はそこが問題だと思います。なぜ、それが場違いで嫌なことだと思うのか。攻撃されていると感じるのか。分析してみる必要があります。

いま起きていることは何か？　を考察してみるのです。そうすれば、すでに持ち合わせている考えは、単なる慣習がもたらす縛りかもしれないと気づくかもしれません。

これまで取り上げたのは、認知症高齢者の男性の事例です。もちろん女性のケースもありますし、実はそちらのほうが多いという報告があります。

私たちには次のような経験があります。頻繁に自慰をする90代の女性がいました。瓶や棒などを膣《ちつ》に入れようとするので、とても危険でした。彼女がいた施設のスタッフは怪我をするからといって彼女の手を縛りました。これがスタッフにとっての最善の解決法でした。

そこにユマニチュードのチームが介入しました。どういう考えを提案したと思いますか？　メンバーはセックス用の玩具《おもちゃ》を買うことを思いつき、彼女に提案しました。すると彼女は「欲しいです」と答えました。そこで看護師が買いに行き、女性にプレゼントしたところ、「まあ！」と喜び、ついで「これを一緒に使ってくれる男性は付いていないのかしら?」と言ったそうです。

体を拘束したり、性的な欲求を無視したりするのではなく、その人の必要とするケアを行う。そういう発想ができるか否かは、ケアする人の「解放の度合い」に応じています。ひとえに、あなたが自由を望むかそうでないかによって、それはもたらされるのです。

権力とそこからの解放

これまでの話に共通しているのは、ケアする側は権力を持っていて、患者や入居者を管理する発想に陥りがちだということです。何度も繰り返します。ユマニチュードは個人の自由と自律を尊重し、だからこそ絆を重視します。

私はあなたを管理する。この考えを持つ限り、相手とのあいだに生じるのは力関係です。ユマニチュードは人と人との関係を紡ぎます。そのためには、あなたがいま持っている権力を脇に置かなければなりません。そうでないと目の前の人に近づくことはできないからです。あなたは自分が権力者だと気づいていないかもしれません。だからこそ変化の鍵はそこにあるのです。

依存するのはひとつの価値だと述べました。多くの介護施設では、高齢者を楽しませる目的で音楽会などのイベントを行っています。本当にそれは楽しいのでしょうか。

日本のある施設では、高齢者が地域の住人を楽しませるための企画を開催しています。地域の誰かを楽しませることが、高齢者の喜びになっているのです。そこでは自主性が発揮されます。刃物を研ぐサービスをしたり、植木を剪定《せんてい》したり、施設で結婚式を行ったりします。花嫁のためにカーテンを利用したウェディングドレスをつくったそうです。みんな認知症ですが、地域住民は「そうだと言われるまで、わからなかった」と言います。

誰かの喜びのためにできることをする。そうした互いに依存している関係の中では、認知症であるかどうかはあまり問題にはならないのです。私にはあなたが、あなたには私が必要。こうした相互依存の関係は、権力をもとにつくられはしないのです。

至福感や充足感をつくりあげてくれる絆の中で、私たちは解放されます。自主性が発揮され、自分以外のために何かを行うとすれば、死ぬまで生き生きと生きることができるのです。

翻って言えば、人を殺すのは、権力を持つことによって起きるといえるでしょう。力によって「自分は相手よりも強いのだ」と示そうとする。そうして生まれる力関係は、ケアの場においても現れます。自分を擁護できない力のない人の前に立つと、あなたは絶大な権力を持つことになります。そういうときに虐待は起きやすいのです。

依存する以外に生きる方法がない人は、相手に権力を委ね切ってしまいます。昔は王様にひれ伏せば施しはもらえました。それと同じく病人は医師の指示に従っていました。それが当然と思われていたのです。

進んで強者にひざまずいてしまう訳とは

フランスには大統領や閣僚が入る病院があります。入院した大統領がベルを鳴らしました。看護師に、「トイレに行きたいのですが、行ってもいいですか？」と聞きます。トイレに行くことに許可を求めるのです。大統領であっても、完全に依存した状態にあるからこそ、そのような上下関係がつくられていきます。

たとえば、私が将軍だとして、「攻撃！」と突撃の命令を出すとします。兵士たちが、みんな逆のほうに向かって走って行ってしまったら、将軍は必要なくなるでしょう。将軍の存在理由はもうありません。

けれども現実は、なかなかそうはなりません。弱いほうから権力者を仰ぎ見るようにして力関係の中に入ってしまうのです。それが相手に権力を与えることになっていくのです。

20年前のことです。そのころ、私はさまざまな手術の様子を映像に収める企画を手がけていました。その一環で、手術の最中の麻酔のかかった状態を撮影することになりました。最初は何が行われるのかわかりませんでした。しばらくすると医師は女性の脚を切断しました。

実は彼女は、手術はともかく、脚を切ることになるとは知らされていませんでした。主治医は「切断しかない」と決めていたのですが、「目が覚めれば、どうせわかることだから」と患者には伝えていなかったのです。それがショックだったのでしょうか。彼女は3日後に亡くなりました。

体を許可なく切除するようなことは、いまならとうてい許されません。しかし、このような極端な例ではなくとも、ケアする立場の人が相手の自律を奪ってしまうような強い権力を持っている構造は現在でも変わりません。

病を治すのは患者自ら

私たちは自らに対して明晰《めいせき》である必要があります。では、明晰さはどこからやって来るのでしょうか。

ユマニチュードに限らず、ケアの哲学はさまざまです。そこではケアする側におおむねふたつの道を示しています。ひとつはキュアです。傷があれば包帯を巻き、あなたを治します。もうひとつはケアです。体を洗い、食事の世話や身づくろいの手伝いをします。

人類の歴史の中で、ケアはずっと行われてきました。母親が子供に、娘が年老いた親に、それは連綿と続けられてきました。その後、医学が誕生したのは紀元前５世紀のことです。医学をつくり出したことで、医師は「治す」という権力をつくりあげました。人を救うとは神の行いに近いことですから、絶大な権力です。それから看護のケアが生まれました。当初、看護師は医師の手足扱いだったとはいえ、医師も看護師も、治すという権力を引き継いでいます。

私はあなたを治す力を持っている。そのとき、あなたは「私の患者」と呼ばれます。つまり私のもの、所有物になります。私の患者が死ぬとき、私は悲しみます。その悲しみには不満が混じっています。なぜなら私の所有物が奪われたからです。権力への侵害を感じるのです。

ある外科医は正直にこう告白しました。

「手術がうまくいって治った患者さんの病室には、用もないのに会いに行った。けれども治らなかった患者の病室に入ってくことができなかった」

患者が怖いからではありません。患者の死は自分の失敗になるからです。当時の彼は「自分が患者を治せる」と思っていたので、失敗は認め難い。本人は、「それは間違った考えだった」と振り返ります。

ユマニチュードにおいては、キュアは存在しません。なぜなら私たちが行えるのはケアしかないからです。

私たちが患者をケアし、医師が薬を与えます。それで回復するのであれば、医師が患者を治したのではありません。その人が治るのです。仮に医師が治したのだとします。同じ病気の人がいて、同じ措置を施しながらひとりは治り、ひとりは亡くなった。ひとり目に対し、「私が治した」と言うのなら、ふたり目に対しては、「私が殺した」と言わなくてはなりません。同じことをしたのですから。

「哲学的な距離」をとる

患者はひとりの人間であり、私の所有物ではなく、彼や彼女に対して私は何の権力もなく、治す力もありません。私に残っているのは、自分の仕事をきちんとやること。これだけです。

ユマニチュードでは、ケアする人とケアを受ける人のあいだに距離を置きます。私はそれを、「哲学的な距離」と呼びます。

私は相手とのあいだに適切な距離感はなく、「ただ近づくことだけだ」と先述しました。矛盾しているように聞こえるかもしれませんが、ここでいう「哲学的な距離」とは、「相手は私の所有物ではない」ということであり、その人を人として尊重することです。

適切な距離感を保つとき、相手は私の所有物になり、私の一部とみなされています。適切な距離感があるがゆえに、私は相手を一方的に操作し、管理します。つまり、私は他者の独自性を認めていません。

それに対し、「哲学的な距離」を置くとき、相手は歴然とした個人です。その距離があるからこそ愛情を持って近づいても大丈夫なのです。そのとき、適切な距離感という操作の概念は消えます。これは、従来言われてきた距離感の保ち方とまったく違います。

非常に攻撃的な人の清拭をするとします。私の触り方がよくなければ、身を硬くして叫びます。私がケアするたびに、相手はネガティブな感情を持ってしまいます。

私の方はどうでしょうか。私の手が感じとる情報が、「この人は私に触れられるのを嫌がっている」であるとき、私は何か悪いことをしているようだと、自らの行いについて否定的な感覚を持ちます。私もネガティブな感情を自然と有するようになるのです。

そのあと私は現場を離れ、同僚に会います。

「今日の〇〇さんはどうだった？」

「うん、大丈夫。仕事はちゃんとできたよ」

知的には、「うまくやれた」と思っています。点滴を交換し、点滴のラインを本人が抜いてしまわないように手の抑制もできた。知的にはポジティブです。でも、感情的にはネガティブです。自分が考えていることと感じていることが違うのです。「うまくいったよ」と言っているけれども、心は「違う」と感じています。私自身が分裂しているのです。

そうなるとエネルギーがどんどんなくなります。それを避ける唯一の方法は何でしょう。「優しくしたい」とか「ちゃんと仕事をしたい」といった価値観を掲げ、それを実行することです。そのためには指針となる哲学と、それを実現する技術が必要です。自由と自律と自主性を尊重する。この価値観を私自身が大事に思い、それを実際に行ったとき、倫理の道のりができます。

「私はいい看護師になりたい」とポジティブな価値観を掲げます。技術的にもいいことをしていると思える。患者はリラックスしてくれる。そうなると、私もいい感情を持てます。私が考えていることと、実際にやっていること。自分が大切に思っている価値と自分の行動が生み出す価値とが一致したとき、「私のしていることは、世界で最も美しい仕事だ」と思えるわけです。

もしも相手に対して悪いことをすれば、自分に対して悪いことをしたのと同じになってしまいます。私が相手によいことをしたら、私にとってもよいことをしたことになります。言っていることと行いが合致する。倫理とは一貫性への道です。かつて私が、褥瘡の処置のために麻酔なしで体を切り刻まれている高齢の女性を羽交い締めにし、動かないようにしていたとき、私の本来持っている価値観と、私の行動が生み出している価値観とには非常に大きなギャップがありました。矛盾していました。だから毎晩泣いていたのです。

私たちのケアの目的は何でしょうか。体を洗うのはその健康な部分をよりよいものとし、病気を治すことのできる状態にしたいからです。本人の中の健康な部分が、病気の部分を治してくれます。

自分に権力がある限り、その人に近づき、その人を好きになることはできません。しかし、権力をすべて放棄したとき、絆が生じ、相手を本当に好きになることができるのです。好きな人が亡くなる。それは悲しいことです。しかし、治ることも死ぬことも、それはケアを行った人のせいではありません。その人が何かを失うわけではないのです。高齢者になったから。それは、老人になったから。さまざまな理由を持ち出して、私たちの社会は人間らしく自律した生活を放棄するよう促します。あたかも、それが当然であるかのように。

人は生まれて死ぬまで変化し続けます。若いころにできたことが年をとるとできなくなる。それも変化です。しかし、その人が人間であることは変わりません。変化の中に一貫性があります。権力を通して人間を見たとき、その一貫性は見えません。高齢者は何もできない、ただの老人です。しかし、生きることに注目したとき、たとえできないことが増えたとしても、その人は変わらず人間であり続けます。誰かに依存したとしても、死ぬ瞬間まで自律した一個の人間なのです。

第4章

ケアをする人とは何者か

ケアをする人の定義

講演の際に、認知症高齢者へのケアを撮影した資料映像を見てもらいます。最初は音声だけを流すのですが、女性はひたすら絶叫し、「やめてくれ」と言っています。これまで多くの看護師・介護士に同じ質問をしました。「何をしているところだと思いますか？」

そう尋ねると間違いなく、「拷問です」といった答えが返ってきます。

今度は映像も流します。実は看護師がシャワーのケアをしているのです。続けて「あなたが看護師ではないと仮定して、この光景を見たら、何をしているところだと思いますか？」と尋ねると、ほとんどの人がこの行為を「暴力」や「虐待」といった語を用いて表現します。

ケアをする人は意図的に拷問しているわけではありません。けれども、この高齢の女性にとっては自分が殺されかけているとしか思えないのです。それが彼女の現実です。ケアする人たちは、自分の子供や家族に、「私はこういう仕事をしています」と誇らしくこの映像を見せることができるでしょうか。おそらくは躊躇するでしょう。しかしながら、この映像のような場面は、病院や介護施設では非常にありふれた光景です。

ケアをする人は、拷問を加え、虐待する人であってはなりません。こういうことが起こらないようにするには、「ケアする人とは何者か」を定義する必要があります。私たちの仕事は何であり、介入する範囲はどこまでか。ユマニチュードの哲学は、その質問に答えようとします。

ケアをする人とは職業人であり、健康に問題のある人に次のことを行います。

レベル1　回復を目指す
レベル2　現在の機能を保つ
レベル3　右のいずれもできないときは最期までそばに寄り添う

まずレベル1の「回復を目指す」です。たとえば、あなたは肺炎と診断されました。医師が薬を処方します。幸いなことに、あなたの肺炎は治りました。ここで行われたケアは、あなたの健康が改善することを目指す、これはレベル1のケアです。

次にレベル2の「現在の機能を保つ」ケア。脳梗塞で右半身が麻痺しました。完全に前の状態に戻すことは不可能です。しかし、右半身の麻痺があるからといって、ベッドに寝たきりになると、今は問題がない左半身が筋力を失い、立てなくなる可能性があります。そのような状況になるのを防ぎ、今ある機能をできるだけ保つために、リハビリテーションなどのケアを行います。

最後にレベル3の「最期まで寄り添う」ケアです。日を追うごとに症状が悪化し、健康の回復も維持も見込めないことがあります。たとえば、がんが全身に転移して、積極的な治療ができない場合です。そうなったときには、穏やかに苦痛なく過ごしてもらえるための優しさと思いやりの寄り添うケアを行います。レベル3の寄り添うケアは、亡くなるまでの数ヶ月に行われる緩和ケアに限ったものではありません。5年や10年寄り添うケースもありえます。

ここで重要なのは、どんなに素晴らしいケアでも、本人のレベルに合っていないならば意味がないということです。腕を折ったので病院へ行きます。医師が「足のマッサージはとても気持ちいいから、それを処方しましょう」と言ったとします。この医師が提供するケアのレベルはどうでしょうか。もちろん足のマッサージは気持ちいいでしょう。しかし、これはこのレベル3の心地よく寄り添うレベルのケアです。でも私が病院へ行くのは腕を治してもらうため、すなわちレベル１のケアが、私が必要とするケアです。本人が必要とするレベルと提供されるケアのレベルが一致していないのです。まずは相手の状態と提供しようとするケアのレベルが一致したものかどうか、そこを問わなければいけません。

私の経験では、ケアを受けている人の90パーセントは、適切なレベルのケアを受けていません。たとえば、こういうものです。本人をベッドで清拭し、そして経管栄養のチューブを本人が引き抜いてしまわないように身体抑制をします。リハビリテーションの時間になったので、リハビリ室まで車椅子に乗せて運び、着いたら歩いてもらいます。リハビリが終わったら、また車椅子に乗せて病棟に運び、ベッドに寝かせて縛り、すべてのケアをベッドの上で行います。

いったい歩行訓練は何の役に立つのでしょう。自分で洗面台まで歩いたりするためにするもののはずです。エンジンに問題のある車を修理に出したのに、エンジンには手を付けずに、洗車してピカピカに磨いて戻してくるようなものです。全然エンジンは直っていません。正しい目標設定ができていないから、そういうことが起きてしまいます。

ベッドでの清拭を例にとりましょう。ベッドに横たわっている状態で清拭するのは、レベル３の寄り添うケアです。けれども40秒以上立てる人なら、ベッドボードに掴まってもらい、立って体を拭きます。40秒あれば、陰部を拭くことができます。拭いたら座る。立ったり座ったりすることを組み合わせて清拭をすれば、この人は寝たきりにはならなくて済みます。立位の姿勢を1分30秒ほど保つことが可能になれば、歩いて洗面所に行くための歩行介助ができます。

心地よさを第一に考えて、寝たままで清拭を行うレベル3の寄り添うケアを続けていては、近い将来、この人はもう自分で立つことができなくなります。私たちはその人が現在持っている「立つ」という能力を、そうとは自覚しないまま「奪ってしまっている」ことになるのです。「相手の能力を奪ってしまう」というゴールは、レベル1「回復を目指す」、レベル2「現在の機能を保つ」、レベル3「最期まで寄り添う」のいずれにも属しません。

さて、この人のケアをもう少し見てみましょう。初日は立って清拭をし、2日目も同じように立って清拭を行いました。これは、昨日と同じく立って清拭を行う「機能を保つ」ための、レベル2のケアです。そこにとどまらず、3日目はベッドの周りを回って洗面台まで介助しながら歩いて行きます。毎日少しずつ歩く距離を延ばすケアを行えば、これはレベル1の「回復を目指す」ケアになるのです。

かつて私が研修を行った施設では、約3割の入居者がベッドで清拭を受けていました。

ユマニチュードをスタッフが学んだ結果、ベッドでのケアはゼロになりました。つまり、スタッフが「この人に必要なケアはどのレベルか」と自分たちに問い、実践したのです。適切なレベルのケアを行うには、ケアする人は、「いま自分が何をしているのか？」と目的意識を明確にしておかないといけません。繰り返しますが、ケアをする人とは「相手の能力を奪わない人」でもあるのです。

病変ではなく、相手を見る

日本のある病院を訪れた際のことです。認知症高齢者の女性が1ヶ月前から入院していました。彼女は自分で食事ができず、鼻にチューブを入れています。口の中に潰瘍《かいよう》があるため口腔《こうくう》ケアが必要なのですが、彼女はすべてのケアを拒否し、殴ったり蹴ったりするので、看護師は誰も近づくことができませんでした。寝たきりですから褥瘡もできており、惨憺《さんたん》たるありさまです。

そこで、ユマニチュードを学んだ看護師がアプローチを試みました。触れるのは顔からではなく背中から、というルールを守ります。口腔ケアが目的なのに、ユマニチュードを用いた保清を背中からはじめました。これは、口のケアをしやすくするための準備です。必要なケアとはいえ、口の中に指を入れられるのは、彼女にとって心地よくはありません。けれども、もう一方の手が優しく彼女に触れています。「あなたのことが大好きですよ」と囁《ささや》きかける手です。

私たちが介入する前は、鼻に入ったチューブを邪魔に感じて、彼女は自分で引き抜いてしまっていたため、手は拘束されていました。栄養が足りないことに対処するための措置であっても、行動を抑制するケアは彼女の健康を破壊することになります。

介護施設で働く人に、「入居者を入院させた際、何が怖いか？」と聞くと、「病院へ送ったときよりも悪くなった状態で帰って来ること」と答えます。

それが現実です。前は自分でトイレに行けたのに失禁するようになる。ひとりで食事ができなくなり、歩けなくなる。褥瘡ができる。この事実を否定する人はいません。しかし、それを公共の場で指摘する人もいません。誤解のないように言っておきますが、病院で働いている人を責めているのではありません。

でも、どうしてこんなことが起きてしまうのでしょうか。ケアする人たちが、病変の部分しか見ていないからです。医療の現場でも会議でも病変の話ばかりで、患者の健康な部分はないがしろにされています。これでは本人の治る力を削《そ》いでしまいます。

ケアをする人は横たわった状態でのケアしか学んでいません。だから立位でのケアが何を意味するのか理解しづらいのです。まして立位にしていいかどうかもわからない。特に病状がそれを許さないと困難に思えます。だから学生時代に習ったように臥位のケアを続け、それを受け続けた人は寝たきりとなって死んでいくのです。世界中で何百万人もの人々が本来のレベルではないケアを受けていると私は思います。

私は医師の許可をもらい、彼女の拘束を解きました。鼻のチューブを引き抜くことはわかっていました。けれども、彼女の自律性を尊重したケアを行ったことで、彼女はひとりで食べられるようになりました。チューブは必要ありません。本来は自分でご飯が食べられる人だったのです。しかも再び立つこともできるようになりました。

こうした変化を生んだのは薬の効果でも、医師の力でもありません。彼女は医学的にはすでに安定した状態でした。彼女の変化をもたらしたのは、ユマニチュードを学んだ看護師のケアでした。

後述しますが、ユマニチュードには技術がたくさんあります。相手の状態にふさわしいケアを提供するには、自分が持っている技術を選択しなくてはなりません。そして適切なレベルのケアを行う上で最もネックになるのは、基礎的な自由や自律、自主性といった価値の尊重です。それを把握しない限り、技術がいくらあっても使い物になりません。ユマニチュードとは選択の哲学でもあるのです。

さらに言えば、技術を学ぶだけではなく、環境を変える必要があります。社会は認知症をもつ高齢者を閉じ込めておく選択をしています。薬で徘徊しないようにし、拘束具で縛ります。そうした指示を従来通り守っていたら、何も変わりません。解決方法はそれだけではないはずです。私たちが「そういうものだ」と信じている価値観を変える必要が大いにあります。

ある医師はこう話してくれました。

「ユマニチュードの導入前は自分のやっていることさえ見ていたらよかった。肺炎だったらそれが治ればそこで終わりです。理学療法士も同じで、歩行訓練さえ終わればよかった。最終的に患者がどうなるかを誰も見ていなかったのです」

認知症高齢者の入院は増えています。自分の身に何が起きているかもよくわかっていない。だから立って歩こうとします。それは私たちの側から見れば「徘徊」です。だから拘束します。

けれども、自分がベッドに拘束されたまま残りの人生を過ごすことを想像してください。それに耐えられると思う人は多くはないでしょう。しかし、「昔からこうだし、他に方法がないから」という理由で従来通りのやり方が世界中で行われています。誰も「最終的に患者がどうなるか」に関心を払っていません。

では、動こうとする認知症高齢者に私たちはどう対応すればいいのでしょう。仮に15人の認知症高齢者がいて、看護師が10人だとします。すべての人に看護師を付けることは難しい状況です。

ひとつ目の解決策は、部屋のドアを開けておくことです。そして家族が24時間面会できるようにします。そういう環境を用意することによって、患者に落ち着いてもらうことができます。ふたつ目はボランティアを導入し、患者と一緒に過してもらいます。たとえば、米国では高齢者のせん妄（意識障害。幻覚や錯覚を伴うこともある。認知症の人に起こりやすい）を予防するシステムとして、病室にボランティアを派遣するプログラムが効果をあげています。3つ目は、ケアが困難な高齢者全員を広めの部屋に集め、ひとりの看護師・介護士が見守ります。ここで大事なのは、3つのうちのどれかが正解なのではなく、拘束しないと決めたら、解決策はいろいろ考えられるということです。

プロフェッショナルとはどういうことか

ケアをする人の定義を思い出してください。私たちは健康に問題のある人々に、レベル1「回復を目指す」、レベル2「現在の機能を保つ」、レベル3「レベル1、2のいずれもできないときは最期までそばに寄り添う」ことを行う職業人であるということです。寝たきりにして死なせるよう手助けする人ではありません。

プロフェッショナルとはどういうことでしょうか。ケアをする人に質問すると、正しく答えられない人が多いのです。フランスでは、プロフェッショナルとは、「彼は専門的な仕事をする人だ」という意味だと捉えられています。でも、腕の悪い料理人や何を書いているのかわからない作家もいます。専門的な勉強をしなくても、プロフェッショナルな人もいます。

プロフェッショナルはお金をもらっています。そして、ある種の職務を行っています。その両方を見なければいけません。お金をもらうとは、自分のサービスを売っているということです。フランスでケアをする人たちにこういう話をすると、とても居心地の悪さを感じるようです。自分たちの前にいる人は顧客だと思いたくないのです。非常に抵抗感があります。でも、私は「あなたはお金をもらっているのだから、ケアを受ける人はあなたの顧客なのです」とあえて言っています。つまり顧客は権利を持っています。

ホテルに泊まるために部屋を予約します。こういう場合は明確です。客のいる部屋にノックをせずに入ることはありえません。

しかしながら顧客でないということになると、看護師・介護士はノックをしても返事を待つことなく入ります。ですから、わざわざ「返事を待つ」訓練をしなければ身につかないのです。できない理由を尋ねると、「時間がないから」と言います。では、ホテルに行って、どのように人が働いているか見てください。ひっきりなしに動いています。看護師・介護士はどうでしょう。フランスでも日本でも、勤務時間の半分はコンピューターの前に座った作業を行っています。これが現実です。ホテルのように走り回ってはいません。ベッドサイドで過ごす時間を、捻出することはできないのでしょうか。

自己犠牲の精神は、相手の権利を尊重しているのではない

私が「患者は顧客だ」という話で伝えたいのは、権利を尊重すべきだ、ということです。厳しい言い方をすると、問題は、ケアする人がたとえ相手を尊重しないような働き方をしていても、「自分たちのしていることは、とてもいいことだ」と思えてしまうということです。いいことをしているのだから、それが批判の対象となるのは心外です。

お金のためにやっているわけではない。自己犠牲の精神で働いているのだ。この考え方を推し進めていくと、とても危険です。なぜならケアを受ける人の権利がなくなってしまうからです。カフェで注文したコーヒーが冷めていたら、「すみませんけれど、もう少し温かいものをくれませんか」と言えます。店員は「申し訳ありませんでした」と言って取り替えてくれます。

では、病院や施設ではどうでしょう。お茶を患者や入居者全員に運んできたとします。最後の人に回ってきたころには冷たくなっています。「お茶が冷めてしまっています。温かいものをください」と言うと、ほとんどの人が「それは本来の仕事ではない」と思うのではないでしょうか。これが現実です。だからこそ顧客という考え方に私はこだわるのです。

抑制は「世界人権宣言」に反する

しかし、権利があるからといって、それ自体ではなんの意味もありません。なぜなら権利とは、それを主張できる力があるときに意味を持つからです。

フランスでは、介護施設の入り口に、「高齢の入居者あるいは入院している人のための憲章」を掲げなければいけないという規定があります。その第1条には「自分の居室を選ぶ権利がある」と記されています。つまり、介護施設はあなたの家です。

憲章は14条から構成されていて、ケアをする人は毎日その前を通って見ているはずですが、案外覚えている人は少ないのです。ケアをする人が入居者の権利を知らなければ、それを守ることはできません。

認知機能が保たれている人であれば、自分の部屋にノックをしないで職員が入ってきて、引き出しを開けたら、こう言うでしょう。

「触らないでください。すぐに出ていってください」

そうして自分の権利を主張できます。

でも、話ができず、寝たきりで依存せざるを得ない状態であれば、どうやって自分の権利を主張し、そして相手に守らせることができるでしょうか。

本人が権利を主張する状態にあるか。あるいは、その人の権利が守られているかどうかを外部からチェックできる体制がとられる必要があります。ところが、患者の権利を守らせるための外部からのチェック機能はありません。本人に力がなくて、自分で自己の権利の主張ができないという人も多い。ですから私は、「患者の権利は私たちの義務である」と考えたらどうだろうと提案します。

法律では、自分のプライベートな空間を持つ権利があるとされています。そのため私は看護師や介護士に、「あなたはノックをして、返事を待って入らなくてはいけません」「引き出しを開ける前に、まず許可を取らなくてはいけません」と言っています。さらに言えば、「強制ケアをすることを私は自分に禁じます」というのも、プロフェッショナルとしての義務になるわけです。

入ってもいいかどうか。何色の靴下を履きたいか尋ねること。どちらも行わなくてはいけない職務上の義務です。つまり、自分が行うべきことになります。

もちろんケアする人にもプロフェッショナルとしての権利があります。私は病院長だとします。患者の家族が看護師を罵倒しました。すぐにその家族を院長室に呼び、こう言います。

「あなたがたの権利を尊重してほしければ、相手の権利も尊重してください。あなたがたの行為は法律に照らして罰せられる可能性もあります」

これが法治国家のあり方です。

しかしながら、実際には権利や義務を守るためではなく、ケアのあり方や医療過誤で訴えられないために法律が援用されています。そうすることで、ますます家族とのあいだの軋轢《あつれき》が起きています。ケアに関わる人は、どこに身を置けばいいか。何を明確にすることがいいのか、わからなくなっています。誰しも「この状況はよくない」と感じています。

ある高齢者が介護施設に入りました。娘が翌週にやってきて、父親が車椅子に抑制帯で固定されているのを見ました。しかも虚脱した状態で生気がありません。怒った彼女は理事長を父親の前に引っ張ってきて、こう言います。「これを見てください。私は犬だってつなぐことはしませんよ」。理事長は担当者に抑制帯を外すように言います。

さらに次の週、息子が面会に来ました。前日に父親は転倒し、怪我をしていました。それを知った息子は、理事長に「裁判所に訴える」と言いました。

これは実際にあったことで、とても複雑な問題です。医師は常にこういう状況に直面しています。身体抑制すると、「拷問している」と言われ、抑制しないで事故が起きると責任が問われます。こういうことが起きるのは、ケアの内容が契約で明確化されていないからです。

理事長は娘の意見を聞いて身体抑制をしないことにしました。犬だって縛り付けたりしないのに抑制するというのは恥ずかしいことだと言われたからです。

今度は息子に、「なぜ転倒させたのか？」と言われたら、「抑制帯を外したのは間違いだった」と弁解しました。

そうすると裁判になるのは当たり前です。相手によって意見がその都度変わるのはプロフェッショナルの仕事ではありません。

抑制するケースとして、私が経験的に知っているのは、相手に制裁を加えようとするときです。この事例には当てはまりません。ついで一日中、徘徊するような場合です。そういう人を抑制すると叫び出したりして、認知症の症状はもっとひどくなります。けれども、転んで骨折することを考えると抑制せざるを得ないという声を現場の人から聞きます。仮に抑制を選ぶとするなら、「いつもそうしているから」でも、「そのほうがいいと思っている」からでもなく、職業上のルールに従って行うべきです。

しかし、ここでよく理解し、胸に刻んでおかなければならないことがあります。抑制するとは、「世界人権宣言」の第1条に反するということです。自由を束縛するとは、それだけ深刻なことです。抑制が必要な手段だと考えられるのは、その人の生命に危険が及ぶときだけです。

たとえば、大腿骨《だいたいこつ》や股関節を骨折して手術を受けたばかりで、しかも非常に認知力が落ちているような場合です。むやみに動いては、せっかくの手術が台無しになってしまうときは、抑制の必要性も検討されます。

でも、危険が及ぶといっても、転倒するという理由だけで私は抑制という選択をすることはありません。そうでないと、すべての子供を抑制しないといけないことになります。歩きはじめて間もない子供はよく転びますからね。転んだときに、どういう結果を生むかという判断を基に、何を行うかを決めることになります。

転んで骨折しやすい部位に手首があります。反射的に手を出すことによって手首の骨を折ってしまうので、高齢者でなくともよく折る箇所です。これが非常に深刻な事態だと言えるのかどうかです。手首を骨折する危険を避けるために世界人権宣言に反することをしていいのかどうか。そこまでの深刻さがあるのかというと、答はノーです。

しかも統計的に見ると、抑制されていない状態で生活している人のほうが、転倒したり、骨折しにくいという結果が報告されています。

骨折よりも抑制のほうが生命に深刻な影響を与えます。人間は動くことによって健康が維持されます。生きているとは動くこと。動かないとは死ぬことです。

ただし、ずっと転び続けているような人であれば話は別ですが、そういう人は非常に珍しいと思います。私たちが考えなければいけないのは、まず抑制ありきの発想ではなく、「それをしなくても済むのかどうか」です。

普通の市民の感覚で考える

先日、日本のある地方の病院に行きました。看護師長が数ヶ月前に入院した患者について、こう説明してくれました。

「入院したころは元気でした。ただ元気過ぎるために向精神薬を投与しました。そうしているうちに無気力になり、話もしなくなりました。動かなくなって寝たきりです。どうすればいいでしょうか」

薬は治療のために使われます。神経系の薬を投与したからといって認知症は治りません。つまり薬物的な抑制のために使っているわけです。それに神経系の薬はときに認知症の状態を悪化させるといった研究結果が報告されるようになりました。それでも薬を投与するのは、病院ではその患者をどうしていいかわからないからです。

ケアに関わらない人に、「どうすればいいでしょうか」と質問すれば即答するでしょう。「薬をやめればいい」と。その場には看護師長の他に看護師がふたりいました。彼女らは口々に、「でも、この人にはこういう方法しかありません」と申し訳なさそうな口調で言います。とても親切な人たちです。薬を投与することが悪影響をもたらしていることは彼女たちもわかっています。ただ、状況が変えられないというのです。「みんなのためにいいケアをする」という価値観を打ち立ててはいるけれども、実際にそれをやっているわけではないのです。

世界中の看護師は同じことで悩んでいます。いろいろなことを変えたいとは思っています。「でも、先生がそれを許さないから」と思い込んでいるのです。それは本当でしょうか。

私はある患者を立たせようとしました。すると看護師が、「私たちは体を起こしてもいいと思っているんですよ。でも、先生が駄目だって言うから……」と制止しました。

そこで私は医師に会いにいって直接聞きました。

「体を起こしてもいいですか？」

「べつにいいですよ」

あっさり言われます。こういったケースはとても多いです。それは外部の人間だからできたというかもしれません。それは翻って言えば適切なケアではなく、何らかの不思議な上下関係に支配されてケアしていることを裏付けています。そういう、非常に不条理な関係が現場でつくられているのもケアの現実です。

ケアを行う人はみんなプロフェッショナルです。責任のある仕事です。本当に、「自分はプロフェッショナルであり、そういう人間として認めてほしい」と思うのならば、いままでの状態をこれからもずっと続けていくことはできないはずです。

私の出会った看護師の人たちは賢く、優しい人たちばかりでした。ただ病院というシステムの中にいると、ある制約の中で生きているので、次第に、「こうせざるを得ない」という発想になりがちです。自分で考え、それまでと違う新しいことをするのは許されないと思っているのかもしれません。

だから私は研修の際には、いつも言います。

「問題を分析しようと思ったら、私服に着替えてビールでも飲んでください。そうすれば賢い解決法が見つかりますよ」

白衣を脱いで、普通の市民になって初めて気づくことがあります。病院の外での生活では、自分は何を思い、どう行動していたか、その行動の根本にあった価値観は何かということに、ようやく気がつくのです。

あなたには感情や愛情があり、それを表現してもいいのです。あなたには力があります。重要なのは、プロフェッショナルとしてのルールを守ることです。

建築家が家をつくり、その家が壊れてしまったら訴えられます。専門家がちゃんとルールを守ってその家がつくられたかどうかを確認します。ルールがちゃんと守られていたならば問題はありません。しかし、守られていなかったら建築家は壊れた家の補償をしなければならなくなります。

ルールは、私たちがプロフェッショナルとして行動するための指針となり、仕事の評価をするためのツールでもあるわけです。そして、それは仕事の質の保証にもなります。

患者中心のケア

プロフェッショナルであるならば改めて考えるべきことがあります。それは「患者中心のケア」です。これまでのケアの哲学では、「ケア活動の中心に患者を置く」という言い方をしてきました。ユマニチュードはそれと一線を画します。

15年前のことです。ある講演会の質疑で、高齢の女性がこう質問しました。

「皆さんは〝患者を中心にケアすることが大事だ〟と言います。患者の周りに善意の人がたくさんいたとしても、中心に置かれた人がそこから出たいと思ったとき、逃れる術《すべ》はあるのですか?」

その人の質問にハッとさせられました。彼女は私に、「自由とは、自律とは何か」に関するとても大事な教訓を与えてくれました。刑務所は囚人を監視しやすくするため、一望できる構造をしています。もちろん刑務所と病院や介護施設は違います。しかしながら、たとえ善意であったとしても、逃げ出せないようなケアの方法をとるとき、それは監視でないと言い切れるでしょうか。

私の知る多数の認知症高齢者は徘徊すらできません。真夜中にならないと寝ない人も、消灯時間に合わせて睡眠薬を飲ませられるからです。もちろんケアする人はよかれと思って、その方法をとっています。高齢者は善意の人たちの中心に置かれ、その輪から逃れることができません。

認知症の人が寝ているとします。世界中の病院や施設では、食事やおむつ交換のためといった理由から本人を起こしてしまいます。ケアする側の都合で寝かしつけて、ケアする側の都合で起こす。それがケアを受ける人を中心に置いたケアの現実です。ユマニチュードにおいては、患者が眠っているあいだは無理に起こさないという原則があります。

認知症の中核症状のひとつが記憶障害です。記憶は寝ているあいだに脳内で再構築されます。睡眠を邪魔すると記憶が悪化します。医療関係者はそのことを知識として理解しながらも実践に結びつけていないのです。ケアをする人は、ケアを受ける人の健康を害してはならないという鉄則があるのに、それが実行できていないのです。

ユマニチュードの哲学を実行すると決めれば、もう認知症の人を起こすことはできなくなります。それが、ケアを受ける人との絆に基づいた、相手を尊重する行為になるのです。敬意を払うため、ユマニチュードはケアを受ける人を中心に据えるのではなく、人と人の関係、絆の質を中心に置きます。よい質の絆であれば、ケアをする人も、ケアを受ける患者も満足できます。

ケアを受ける人を中心に置く危険性は他にもあります。日本の看護師の年間離職率は10パーセントを超えると聞いています。繰り返し述べているように、日本に限らず、世界中のケアをする人はバーンアウト（燃え尽き）症候群に悩んでいます。いわば、仕事によって不幸を感じているわけです。

日々不幸を感じている看護師の真ん中に置かれた患者は、どういう気持ちになるでしょうか。ケアをする人の具合がよくなければ、本人の具合もよくなりません。

では、ケアする人をケアすればいいのでしょうか？　欧米では、看護師のための福利施設をもっと充実させようという考えがよく聞かれます。それよりも、自分の仕事をしながら、それが楽しく幸せだと感じるようにする。そこが問題の本質のはずです。

ケアをする相手との絆ができてこそ互いに幸せになれます。ケアを受ける人を中心に置いても、ケアをする人を中心に置いても間違いが起きます。中心に置くべきものは、相手とのポジティブな関係の「絆」なのです。

尊重とは、相手を人間として認めること

患者中心のケアと並んで、よく耳にするのは、「患者を尊重しましょう」というフレーズです。

私はそういう標語を掲げたところで、あまり意味がないと思います。誰かがあなたに、「イヴを愛さなくてはいけません」と言ったとします。愛せるでしょうか？　少なくとも、まず私のことを「感じがいい」と思わないと無理でしょう。そして私自身が感じよくなくてはいけません。それなら好きになってくれるかもしれません。

高齢者を尊重しましょう。でも彼や彼女を尊重するためには、あなたが自らそうできる人でなければ無理です。上司があなたに「尊重しなさい」と命じれば、あなたにとっては「尊重しなければいけない」という義務になるわけです。しかし、尊重するかどうかは命令すればできるものではありません。愛情と同じで、強要することはできないのです。

でもケアする人たちは研修で常に、「患者を尊重しなさい」と言われます。唾をかけられ、ひっかかれても尊重しなくてはいけない。それは健康的な考えではないし、ナンセンスです。

ユマニチュードはこう考えています。「相手は私の鏡である。私自身が〝自分は人間であること〟を意識させてくれる」。私が私を尊重でき、そういう自分が相手と関係が築けるなら、あえて「尊重しましょう」という必要がないのです。関係そのものに相手を尊重する要素が入っています。

何年ものあいだ清拭をしているけれど、最初に挨拶をするとき以外は、一度も清拭のあいだに目と目を合わせない看護師がいます。彼女は何十時間も「患者を尊重しましょう」という教育を受けています。でも、ケアの最中に高齢者と目を合わせることをしないのです。尊重の根本にあるのはなんでしょう？　それは、相手を人間として認めることです。人を人として認めるためには、まず、私たちは人の特徴が何であるかを認識しておく必要があります。次に人の特徴について考えてみたいと思います。

人間とは何か

人間とは何かを定義しようとしても、決して簡単に答えが出るものではありません。私たちは動物です。チンパンジーと遺伝子は99パーセント共通していると言われています。でも人とチンパンジーは決定的に違う動物です。

人には人間にしかない特性があります。しかし、人間だけがそれをできるわけではありません。以前は、死者の前で特異な行動をとるのは人間だけと言われていました。けれども鯨や象、猿も悲しみの表現をします。人間だけが道具を用いると言われました。それもいまは誤りとわかっています。道具をつくるのは人間だけというのも違います。ただ、人間としての特徴が、ある特異性をもって発展しているとは言えます。道具をつくり、それを使う動物はいます。しかし、木を削って箸やフォークをつくって食事はしません。

言葉によって概念を形成する知性もそうです。犬も人間の言葉がわかります。「ご飯だよ」と言ったら理解して、喜びます。でも、「オーベルニュ産のブルーチーズを入れたラザニアをこれから料理するんだ」と言ってもわかりません。

また、特殊な社会性を維持するための儀礼が文化ごとにあります。フランス人から見れば、同じ浴場で体を洗い、大きな湯船に皆でつかるといった、温泉での日本人の振る舞いは特殊に見えます。

食事だとか体を洗うといった普遍性に、人間的な特徴があるわけです。この人間的な特徴すべてに応じたケアを行わなければ、私たちは人にケアをする人にはならないということです。

たとえば、ある患者はなかなか食べないし、食べたとしてもほんの少しです。そこで経管栄養を行うなら、これは獣医が犬にするのと同じで、人間の中の動物の部分のみに対応しているだけです。

人間の食事の特徴はどういうものでしょう。「いただきます」と言います。テーブルを共にした人と、等分に切り分けて食べます。動物は体の大きなものが大きいところを食べて、小さい体のものは小さいものを食べます。人間はいちばんいいところを弱者や子供、客人にあげます。そうした習慣や儀礼があります。

とはいえ、そういうルールは万国共通ではありません。ですから、フランスの病院に日本の高齢者が入院した場合、日本のマナーに則《のっと》った食事の提供をしなければ、まったく食事を受け付けず栄養失調になる可能性もあるわけです。

つまり、相手の「人間としての特徴」をケアするから、私はケアする人になるわけです。日本の離島の病院を訪れたことがあります。認知症の高齢者が水を飲むことを拒否しており、脱水症状が出ていました。通常だととられる解決策はふたつあります。ひとつはチューブを通して鼻から入れる。もうひとつは、点滴をする。いずれの場合も本人が抜かないように手を拘束します。

私は院内の売店で飲み物をふたつ買ってきてもらいました。その蓋をあけて、「カンパーイ」といって互いの缶をカチリと当てました。すると、その人は躊躇することなくごくごくと飲みはじめました。連続して10回乾杯をしました。彼が飲みたいと思うためには、そういう乾杯によって礼儀を示されることが必要だったのです。ケアをするとは、まさにこういうことです。

何かを行うたびに、私たちは問い直さなければなりません。

これは、人としての特徴を考慮して行っているケアだろうか？

このように問い、そして解決法を探していくのです。

他の動物と違う人間の特徴についてさらに言えば、二本足で立つことはとても重要です。だからこそケアも立って行います。これは生理学的な機能維持においてのみ意味があるのではありません。哲学的に重要なのです。

相手に、「あなたは立っている。だから人間なんだ」と言葉ではない表現で、直接伝えているのです。もちろん身体に障害があったりして立てない人は別です。ただ、これまで立ってこられた人を再び立たせる試みには、そういう意味合いがあることを意識することが必要です。

「私は人間だ」と感じることができるような要素を足していくたびに、その人の状態はよりよくなります。いまの状態から抜け出すきっかけを与えていることになります。

ユマニチュードの実践には生理学的、心理学的、哲学的な側面があります。人に対するケアなのですから、人間の特徴についてないがしろにしてよいものはなく、すべての可能性を考えたいと思っています。

乾杯しないと飲んでくれない人がいるように、食事を拒否している人も介助の工夫によって食べるようになるかもしれません。つまり、可能性は多様でありえるわけです。経管栄養にするというのは、ケアする側の能力が不足していることの結果なのかもしれません。それぞれの人が独自性を持っている以上、本当はひとりひとり違う扱いが必要です。そうして人として扱われない限り、私たちは心地よく生活できないのです。

尊厳は十全性に基づく

人が人として扱われる。それは尊厳と呼ばれています。私は、以前は、哲学者のカントの考えを取り入れ、尊厳とは人間を定義づける特質のひとつと考えてきました。しかし、いまはその考えを改めました。カントの発想は、人間以外の種に対して人間の優位性を示すための理論だと気づいたからです。

現実に尊厳が存在するというよりも、人は、それぞれ自分に尊厳があると感じているのだと思います。人それぞれ、そういう感覚があるのです。人間の絆を築きつつケアするとは、尊厳の感覚を維持し続けることです。

心理的にも身体的にも人間らしさが保たれている。何ひとつ欠けていない。つまり、人間であることの「十全性」が守られているとき、尊厳が生まれます。その反対に、その感覚を取り除くことも可能です。

心や体が傷つけられたとき、尊厳の感覚は奪われます。罵倒する。寝たきりにさせる。動かないように命令し、実際に拘束すれば、尊厳の感覚は失われます。

病院や施設に入る人たちは病気になっているため、本来持っていた十全性がすでに一部欠如し、脆弱《ぜいじゃく》な状態で運ばれてきます。ケアする人との関係によっては、さらに脆弱な状況に置かれます。

「あなたを清潔にするために看護師として体を拭きます」「あなたは転ぶと危険なので、あなたのために拘束します」。このようにしてケアする組織とその文化が、ケアを受ける人の尊厳を破壊、侵害することがありえます。

私たちが当然と思っているケアのあり方が、ケアを受けている人の尊厳を傷つける可能性があるのです。

身体と心理の十全性が保たれていることで、人の尊厳は保たれます。

だからこそ、他の人が、転ばせないように椅子に座らせ抑制をするときでも、私はその人が立つことができるのならば、立って歩いてもらうよう提案します。

その人の「身体の十全性」を維持しようとするからです。

それに加えて、ユマニチュードが送る、「あなたのことが好きですよ、あなたは大切な存在です」というメッセージは、相手の心理に働きかけ、心理の十全性を維持します。それによって、ユマニチュードのケアを行う人は、ケアを受ける人の身体および心理の両方の十全性を保ち、その人の尊厳を守ることができるのです。

人は人生を通して変化し続けることを忘れてはなりません。同じように人の十全性は変化します。健康な人は、ＷＨＯ（世界保健機関）のいうところの身体的、精神的、社会的に完全に良好な状態であります。しかし病気によってその状態は変わり、サポートを必要とする、より脆弱な状態で新たな十全性が築かれます。私たちは皆変化するのです。だからといって子供扱いされたいでしょうか？

その人のそのときの状態を受け入れるべきだと私は考えます。その人の今の望み、やりたいことを尊重し、本物の関係を築いていくべきです。

尊厳は十全性と結びついています。それは本人が感じることなので、尊厳の感覚そのものを他人が感じることはできません。しかし、尊厳を感じている本人の反応を、ケアをする人が感じ取ることは可能です。

人間は尊厳という考えを、自分を守るために生み出しました。相手を尊重せずに排除するとき、つまり相手の尊厳をないがしろにするとき、それは私の一部を排除することでもあるのです。

残念ながら、認知症によって一部の人は文化に基づいた食事の仕方を忘れてしまいます。

ベッドに裸で寝て、二本足で立つこともできない。話すこともできません。

そのような高齢者を見て、人間の特徴として残っているのはどれかと探しても、なかなかわからない。だから、「もう人間ではないのだ」と思ってしまうのです。でも、それは本人が望んでそうなったわけではありません。

人類が宇宙人と交信できたとします。「会いたい」というので迎えることにしました。でも、人間が一体何なのかわからないので、どういう特徴を持っているかをあらかじめ教えることにしました。

服を着ている。笑っている。考えている。歌を歌う。詩を書く。二本足で歩く。食事を分かち合う。これらは皆人間の特徴です。

宇宙人がやって来て、あなたを見ます。前もって知らされた通りの特徴があるから人間だとわかります。次に宇宙人は病院に来ます。認知症高齢者を見ます。笑わない。概念も理解できない。何年も本を読んでいない。言葉も話さない。立つこともできない。食事は経管栄養です。人間の特徴に適合するものがありません。

私はこの話を看護師にします。

「宇宙人に〝この人は人間です〟と説明してください」

すると、みんなが過去の話をします。

「入院したころは自分でご飯を食べていました」「前は娘さんと話していました」「昔はお化粧が好きでした」

過去は人間だったことを知っています。でも、いまは？

私たちは、いま目の前にいるこの人を人間だと証明するために、何をすればよいのでしょうか。

ユマニチュードはその人の〝いま〟に注目する

日本で初めて病院で認知症の女性に会ったときのことです。患者さんの娘さんは、「母はもう話さないし、ご飯を食べない。まったく何も考えていないように見える」と言いました。

宇宙人に対する説明では、「話をするのが人間である」と言いました。しかし、「話しかけたら答えること」が人間としての唯一の証明になるのではありません。

「こんにちは。私はイヴ・ジネストです」

私は相手を人間と認め、話しかける。これが第一歩です。

相手が人間になるのは、たったいま、私が話しかけることから始まります。

彼女の体は私のものではないから、私はこれから行うことについて説明します。それは相手の十全さを満たすことです。言葉でなくとも、私の振る舞いによって相手は、「私は人間である」と感じるのです。

ケアをしていた看護師は、その人の瞳を見ていませんでした。ベッドに寝たきりの彼女は、人間の種から外れてしまう生活を何年もしています。前は人間でした。それは確実です。いまも人間ですが、私たちの次元と同じところにいないのです。

看護師の仕事は、まず眼差しを捉えることから始まります。瞳と瞳を合わせて話しかけると、心ここにあらずであったはずの彼女の表情が変わった瞬間がありました。さらに目の焦点が合いはじめました。

「腕を上げてください」と看護師が伝えます。かなり拘縮していて、関節が動きにくくなっていますが、彼女は腕を上げようとします。何年も応答しなかった人ですが、いま話しかけている言葉を理解し、それに応じようとしています。

十分上がりきらない腕も、「上げよう」と意識して動かそうとするだけで、うつろだった表情に動きが出てきます。そして彼女は最後に、「ありがとう」と言いました。

これがユマニチュードです。

彼女のような人を前にしたとき、ケアをする人の多くは、「昔は人間だった」としか言えないのです。しかしケアする人は、「人間のケアをする人」です。いま、ここで、ケアを行う一瞬一瞬に「あなたは人間ですよ」と表出し続ける必要があります。そのことでしか、その人が人間であることの証は現れてこないのです。

ユマニチュードは「いま」に注目します。いま、この人をケアします。宇宙人に、いま「この人は人間だ」と説明できないとすれば、それは私がその人を人間として認識できていないということです。

過去に人間だったのではなく、いま、人間なのです。この人が過去に人間であったとしても、いま動物だとみなせば、動物のように扱ってしまう。私は人間の獣医になってしまい、人間をケアする人にはなりません。

これは言葉で理解すれば実践できるというものではなく、実際に行うことは決して容易ではありません。こうした尊厳の重要性は、医学書には書かれていません。

しかし、ユマニチュードはこう定義します。

尊厳の感覚は、「自分は人である」という認識を可能にするものである、と。

あなたが私を好きだと言ってくれる。ここから始まるすべての行いが、「私は人間である」と認めることを可能にしてくれるのです。

第5章

ユマニチュードに迎え入れる

人間の第2の誕生

哺乳類である人間は、母胎からこの世に生まれ落ちました。この生物学的な誕生が「第1の誕生」です。しかしながら、私たちはただ生まれただけでは生きていけない存在です。種の仲間に迎え入れるという「第2の誕生」が欠かせません。

たとえば鹿です。子供が生まれると、母親は長いあいだ舐めています。掃除をしているのではありません。舐めることで、赤ちゃんに「おまえは鹿だ」と告げているのです。赤ちゃんは十分に母親に舐められて、初めて乳を飲めるようになります。もし舐められなければ、赤ちゃんは死んでしまいます。舐められることで、仲間に迎え入れられます。これが「第2の誕生」、つまり社会学的な誕生です。

人間でも同じことが起きます。私たちは生まれたときから生物学的には人間ではありますが、それだけでは人間の種に迎え入れられていません。人間は赤ちゃんを舐める代わりに、誰もが誰に教わることもなく身につけている、舐める代わりの特別な方法で赤ちゃんを人間の世界に迎え入れます。ユマニチュードでは、それを「基本の柱」と呼んでいます。すなわち、「見る・話す・触れる」という包括的コミュニケーションと、自己の尊厳を感じるための「立つ」ことの4つの柱です。この4つの柱で迎え入れられることによって、私たちは「おまえは人間だよ」というメッセージを受け取ることができるのです。

第2の誕生を経験できなかった場合、人間はどうなるのか、ルーマニアの事例から考えてみましょう。

ルーマニアは24年間にわたりチャウシェスクに支配されており、その政権下では労働力を高めるために「産めよ増やせよ」の政策がとられ、中絶と離婚が禁止されました。政府は子供を5人以上産んでいない女性を毎月調査することまで行ったのです。

そのような強引な政策の結果、子供を生みはしても育てられないため、捨て子が増大しました。そうした子供たちは孤児院に引き取られましたが、十分なケアを与えられませんでした。

その模様を記録した映像を見ると衝撃を受けます。60人余りの子供をひとりの女性が見ています。子供たちは眼差しを向けられ、話しかけられ、優しく触れてもらうこともありませんん。満足のいく食事もなく、中には裸で生活している子供も多数います。ずっと震えていたり、自分の内側に閉じこもって身動きしない子も目立ちます。一見すると自閉症のように見えるのですが、そうではありません。

子供たちは第2の誕生である、「あなたは人間ですよ」という承認を得られませんでした。あなたは存在している。あなたは私にとって大切です、ということを誰からも言ってもらえなかったのです。この子たちには、他者という自分の鏡になる人が存在しません。そうすると自己に閉じこもるしかなく、自分の体をひたすらさすって自分の感覚だけをあてにしようとします。あるいは自傷行為をはじめます。どれも自分の存在を証明しようとして行うのです。フランスの精神科医ボリス・シリュルニクは、彼らは人工的に周囲との関係性を断たれたことで、偽性自閉症の症状を呈していた、と語っています。

チャウシェスク政権崩壊後、子供たちの脳を調べたところ、十分に発達していないことが明らかになりました。しかし、その子供たちがフランスの家庭に養子として引き取られ、愛情をもって育てられた後では、偽性自閉症の症状は消失し、脳の画像診断も驚くべき回復を示しました。人間として迎え入れられるという関係性が、私たちの脳の発達をもたらしているのです。

人間は、生まれたときから絆をつくっていく必要があります。ユマニチュードの状態に迎え入れられることによって、私たちは人として生きることができるのです。

当時のルーマニアでは、人間は単なる「労働力」でしかなく、絆は用意されていませんでした。生命に対する理解が限定的だったのです。それに対して自然との付き合いが長い社会では、そのような発想は生まれにくいのかもしれません。

たとえばモンゴルでは、地方によってはラクダが生活に欠かせません。初産のラクダの中には混乱して、赤ちゃんを舐めない親もいます。それでは赤ちゃんは死んでしまいます。ラクダとの付き合いの長いモンゴル人は、ラクダの「第2の誕生」を助けます。

弦楽器をラクダの体にかけると、草原をなびく風が吹いて音が鳴ります。ラクダが鳴く声と同じ音程です。親のラクダは次第に落ち着き、乳を与えるようになります。人間が、ラクダの感情に触れるような方法を見つけたわけです。人間がラクダに対して、ユマニチュードならぬラクダチュードを行っています。このラクダの慰撫儀式は、２０１５年にユネスコ無形文化遺産として登録されました。

私とロゼットが行っていることも、これと同じです。まったく話をしなくなった高齢者と瞳と瞳を合わせ、話し、優しく触るのは、これが、私たち人間が人間になるための重要な関わりだからです。つまりは、「見る・話す・触れる」は生き残りを懸けた行為なのです。

ユマニチュードはこの「見る・話す・触れる」に、「立つ」を加えた4つを、「ユマニチュードの4つの柱」とし、ケアを行う際の原則としました。立つことは、人としての尊厳を保つために必要なことなのです。これは言い換えれば、「あなたのことを大切に思っている」と伝えるための技術です。

次に、この4つの柱についてお話ししましょう。

図表1　ユマニチュードの4つの柱

〈「あなたのことを大切に思っている」と伝えるための技術〉

見る	水平の視線は相手に平等な関係性を伝える。また、正面からしっかり見ることで正直さが伝わる。近くから、水平に、正面から、長いあいだ、瞳と瞳を合わせるという見方が、ポジティブさ、愛情を表現する。
話す	穏やかに、ゆっくり、前向きな言葉を用いて話しかける。相手から返事がないか、意図した反応がない場合は、自分の手の動きを実況中継する「オートフィードバック」を用いて、言葉を絶やさないようにする。
触れる	広い面積で、柔らかく、ゆっくり触れることで、優しさ、愛情を表現する。反対に、親指をかけて鷲掴みにしたり指先で触れると、強制力や攻撃性を相手に感じさせてしまう。順序は最も敏感ではないところから、すなわち肩や背中から触れる。手や顔はとても敏感な部位である。
立つ	立つことで、軟骨や関節に栄養を行き渡らせ、呼吸器系や循環器系の機能が活発になり、また、血流がよくなることで褥瘡も予防する。さらに、立って歩くことは知性の根幹であり、人間であることの尊厳を自覚する手段でもある。

ユマニチュードの4つの柱「1　見る」

見ることは愛の表現

「見る」に関して、感情と技術のふたつの側面から考えてみましょう。赤ちゃんを見るとき、私たちは愛情をもって自然と優しく見ますが、そのやり方には、そうとは意識していなくとも、一定の技術を使っています。

瞳と瞳をつなぐ線を考えてみます。赤ちゃんは生まれて3ヶ月ほどは、ベッドでケアされていても、親の腕に抱かれていても与えられる視線は上からです。つまり垂直の視線を受けています。三ヶ月も経つと首がすわり、視線は水平になります。

垂直から水平に軸が変わる。この変化がケアに及ぼす意味は重要です。寝たままケアを受けるということは、上から下へという垂直の視線しかもらえないということです。ベッドで清拭したり、拘束したりといった寝たままの状態にしておくのは、生後0〜3ヶ月の状態にその人を戻すことなのです。幼児よりも赤ちゃん化させています。ベッドに寝たままになると、いろいろな身体機能が低下するのはそのせいだとすら思います。しかし、世界中のケアしている人はそれに気づいていません。

赤ちゃんは、愛情をもって長いあいだ、見つめられます。赤ちゃん特有の目の色を興味深げにじっと見られたり、あるいは、「この子はいったい何を感じているのだろう」と見られたりします。

そのときの瞳と瞳の距離はとても近いです。息がかかるくらいです。匂いも感じれば、瞳が開いたり縮まったりするのも見えるほどです。そうして見ることで、脳のミラーニューロンが刺激され、相手の気持ちが自分に移っていくことを私たちは自然と学んでいきます。

恋人が首をかしげると、見ている方も首を傾げます。無意識に感情が直接的につながるからです。あなたが相手の正面にいて、愛情と優しさをもって近くから水平の視線で長く見たときに、つながりが感じられます。

感情と技術は同期しています。技術が感情のメッセージをもたらし、感情のメッセージが技術を求めるのです。

水平の視線は平等な関係性を相手に伝えています。「あの人は私たちの視線に合わせて話してくれる」というような言い方をします。何か後ろめたい気持ちのあるときは、視線をそらします。瞳を合わせて正面からしっかり見たとき、正直だということを示しています。自分が大好きだ、大切だ、と思う人には、近くから長いあいだ見つめています。

こうしたことは、誰しも日常で経験しているはずです。

文化の違いはあったにしても、水平に正面から長いあいだ、目と目を合わせるという見方は、人間関係におけるポジティブさ、愛情を表現します。アイコンタクトはユマニチュードでは0・5秒以上必要だと考えています。これは相手に見られていることを自分が認識するのに必要な時間です。近さは相手とのポジティブな関係を結ぶためにとても重要な要素ですが、その距離は本人の認知の機能に応じて個人差があります。ときに20センチくらい近づかないと、関係が結べないことも珍しくありません。

見ないとは、「あなたは存在しない」と告げること

水平の視線の逆は上から目線です。正面からではなく斜めからちらっと見る。こういう見方は支配や攻撃、怖れやごまかしを表しています。

私は日本でショックを受けたことがあります。国内の移動で飛行機に乗ったときに、素敵な笑みをたたえたキャビンアテンダントが入り口で「いらっしゃいませ」と出迎えてくれました。私は、「どうもありがとう」と目を合わせて挨拶します。

先頭の席に座ったので、他の乗客の様子が見えました。驚いたのは、眼前で微笑みかけるキャビンアテンダントを一瞥《いちべつ》はしても、ちゃんと目を見る人がいなかったことです。驚きのあまり同行者に、「どうして誰も彼女を見ないのか？」と尋ねたくらいです。日本人は恥ずかしがり屋だからでしょうか。どうも、それだけではないような気がします。

少なくともキャビンアテンダントにとってはたいへんです。彼女はまったく視線を向けてもらえない。見られないとは存在しないことと同じです。

病院や施設でも同じことが起きています。ケアする人に依存しないと生活できない高齢者は、「あなたは存在しています」という視線を受けてはいません。つまり人間関係にお

いて基本的な第1の柱「見る」が、入院した高齢者にはなくなってしまっているわけです。しかも、わずかばかりの与えられる視線が縦、つまり上からのものだけであればどうでしょうか。これがケアの落とし穴でもあります。

つまり、職員がベッドの横に立って寝ている人に普通に眼差しを向けること自体が、高齢者にとってはネガティブなメッセージとして受け取らざるをえないのです。

認知力が十分にある状態であれば、「この人は看護師で、私のところに仕事に来たんだな」とわかりますから問題は起きません。しかし認知症になると、状況把握で頼りにするのは感情記憶です。遠く斜めからちらっと見られたときにはどういう気持ちがしたかを、感情として記憶しています。「いい気分ではなかった」という印象が残っているわけです。

あなたが優しい心を持っていたとしても、それを相手に伝える技術を学んでいなければ、こうした落とし穴に陥ってしまいます。

自分では「ちゃんと見ている」と思っている人も、実はできていないものです。漠然と見ているだけのことが多いのです。特に自分が「こうなりたくない」と思う相手にはそうです。瞳と瞳を合わせることは、明確な強い意思がないとできません。

街中でホームレスと目を合わせる人はいません。お金をあげたとしても、しっかりと目を合わせはしません。なぜなら、このような生き方をしたくないからです。自己投影できないからです。お金持ちは貧しい人を見ません。主人は奴隷を見ません。そして、ケアする人は高齢者を見ないのです。

特に、非常に攻撃的な認知症高齢者を相手にするような厳しい状況では、ケアをする人は相手の瞳を見つめることはありません。入浴のケアでも視線を合わせようとはしません。それどころか無意識のうちに爪先立ちになり、体を伸ばして「上から目線」にしようとしているのです。相手の攻撃性に対して、自然とそのような姿勢を取ってしまっています。

ケアを受ける高齢者は長年瞳を合わせられていません。「あなたは大切だ。価値ある人だ」と言われていないのと同じです。裸にされても、なお瞳を合わせられていないのです。こういう攻撃的なケアをされたと感じた体験が感情記憶に残るのですから、ケアを受ける側も攻撃的になります。しかし、それは攻撃ではなく、自分を守っているだけなのです。

ケアをするときに、相手を見ているつもりでも、実は見ているのは相手の瞳ではなく、自分の仕事を行う部分、たとえば口の中、たとえば点滴の穿刺《せんし》部で、愛情を伝える技術としては見てはいないのです。私たちは「自然にできること」をしてはいます。だから、自分はそうはなりたくないと潜在的に思っている認知症高齢者に対しては、自然に目と目を合わせることはしません。つまり見ないことは、人の自然な反応なのです。けれどもケアする人の定義（138ページ参照）に基づけば、相手の状態がただ悪くなることを傍観していることはありえません。

ただ自然にできることだけをしていては、絆はつくれません。私たちは見る方法を学ぶ必要があります。俳優は相手が好きでなくても恋人同士としての演技をします。他人が見たら恋人のように見えます。これらは俳優として必要な技術を学んだからできることです。私たちは情報学の専門家と共同で調査を行いました。経験豊かな看護師に、ユマニチュードのトレーニングを受けてもらい、トレーニングの前と後で、同じ高齢者に同じケアを行ってもらい、それぞれケアの様子をビデオで撮影しました。ビデオの分析をしたところ、ユマニチュードのトレーニングを受けた後では、看護師のアイコンタクトはトレーニングを受ける前の23倍に増えていました。瞳を探し、視線を取りにいく。この技術は学ばなければ実践できないのです。学ぶことで相手に優しさを伝えるメッセージを発することができるようになります。技術は愛情だけでなく哲学とも結びついています。

私は何者で、眼前の人は誰なのか。私たちの関係はどういうものなのか。

この問いをどうぞ忘れないでください。

ユマニチュードの4つの柱「2　話す」

話す理由は、言語情報を伝えるためだけではない

世界中の誰しも赤ちゃんに話しかける際には、特別なしゃべり方をします。優しく音楽のようなメロディーで話しかけると、赤ちゃんは反応します。そういう優しさに満ちた囁きは誰に教わらずとも自然と口をついて出てきます。

口調だけではなく、言葉も前向きなものを使っているはずです。「いい香りだ」「柔らかい肌だ」「とてもかわいい」といったものです。赤ちゃんは、そのような言葉を受け取る存在です。赤ちゃんを見ながらテロリストの殺戮《さつりく》の話はできません。仮にやろうと思っても、うまく言葉は出てきはしません。優しい言葉しか言えないのです。

しかし、人生はポジティブな関係だけではありません。喧嘩をするときには、いま話したのとはまったくの逆になります。声のトーンが上がり、大きく鋭い声になっていきます。しかし、最も残酷なのは相手を無視することです。「あの人にはもう言葉もかけたくないし、見たくもない」といった言い方をします。言葉も届かない、見えもしない別の世界に追いやるわけです。認知症高齢者が置かれているのも同じ状況です。追放されたその人

は、いったいどこへ向かうのでしょう。これは大きな問題です。

それにしても、相手に話しかけないのはなぜなのでしょう。この問いには、「コミュニケーションはどのようにして成り立つのか」の説明が必要です。

「こんにちは。イヴ・ジネストです。はじめまして」と話しかけるときには、まず話そうとする意思が、そして話すためのエネルギーが必要です。私の中に言葉をつくり出すモーターがあると思ってください。モーターは電気で動くとします。バッテリーは残りわずかです。

私が誰かに、「本を書いているのですか？」と聞いたとします。相手は、「ええ、書くつもりです」と答えます。最初のメッセージを送ることで、私は自分が持つエネルギーを全部使い果たしてしまいました。でも、問いに対して答えが返ってくれば、それを聞くことによって私の中にコミュニケーションを続けるエネルギーが湧いてきます。返答は言葉の場合もあれば、動作で示される場合もあります。

つまり、私が話しかけるために必要なエネルギーというのは、相手から届けられるということです。話している人の中にエネルギーが無限に自然に湧き出てくるわけではないのです。あなたの答えが電源であって、私のバッテリーに電気を送り込んでくれるようなものなのです。

実験をしてみましょう。あなたにフランス語で話しかけます。返事がありません。私はどうするでしょう？　黙りますね。反応がないのにひとりでしゃべり続けることはできませんから。だからといって、日本語で話しかけられても私にはわかりません。それではエネルギーは充填されません。

認知症の人との関係性は、このようなものです。「よく眠れましたか？」と聞いても反応はありません。そうなると、こちらは話しかけなくなります。エネルギーがなくなってしまったからです。

電源につながるためには相手からのフィードバックが必要です。そのための条件は質問が理解されて意味のある答えが返ってくることです。「眠れましたか」に対して「白い服です」では意味が通りません。

触れたときに、「あぁーーー」と叫ばれたとします。これはフィードバックでしょうか。もしかしたら、そうかもしれません。触らなくてもずっと騒いでいたらどうでしょうか。どんなときでも騒いでいる人なら、フィードバックではありません。これでは電源につなげることができないのです。

そういうとき、「この人、何もわからないんです。理解できないんです」と多くの人が言います。でも、フィードバックの原則を分析した結果、満足な応答がないから話しかけなくなるとすれば、それは患者のせいではないということがわかりました。

考えてみてください。たとえ問いかけへの答えが返ってこなくても、私たちは赤ちゃんには話しかけます。何もわからないということはわかっているけれども、それでも話しかけ続けます。

でも、認知症が進み、状態が悪くなっている人に対しては、どのように話しかけたらいいのかわからないのです。これはケアする人の愛情が足りないとか、思いやりの問題ではありません。では、どうすればいいのでしょうか？

沈黙のケアの現場に言葉をあふれさせるための技術「オートフィードバック」

言葉を返してくれない認知症高齢者を前に、私は考えました。そして言葉と結びつけられるような音楽を探そうということを思いつきました。たとえば、フランスの国歌「ラ・マルセイエーズ」を鼻歌で歌えば、フランス人なら頭の中で歌詞やメロディーが浮かんできます。それと同じようなことができないかと考えました。

ケアをするとき、流れ続ける音楽に相当するものがあります。それは手です。ケアをしているあいだ、ずっと私の手が動き続けています。ひらめいたのは、自分の手が何をしているかを言葉で表現しようということでした。

これなら、私と相手とのあいだに回路がつくれます。「オートフィードバック」という名前を付けました。返事がないから黙るのでは、エネルギーの循環はつくれません。相手からの返答で充電するのではなく、自分の手の動きを言葉にすることで、自分にエネルギーを与えるのです。フィードバックの場合は相手がエネルギーを供給してくれましたが、オートフィードバックは自分の頭上にソーラーパネルを置き、それによって自分のエネルギーを自家発電しているようなものです。

まずは質問します。そのときに返事がないか、意図した反応や答えが返ってこないときは、オートフィードバックをはじめます。言葉ではなく、私の手が語ります。「いまから背中を洗いますよ」とか、「いま、右腕を触っています」といった内容です。自分のすることを実況中継のようにしゃべるのは、独り言のように見えます。けれども、この行為は相手がいないと成立しません。相手に行うことを言葉にするのですから、私と相手とのあいだで起きているコミュニケーションなのです。

これを行うことで、コミュニケーションの時間はものすごく増えます。場合によっては15倍になったケースもあります。このようにしていけば、沈黙することなく言葉を発し続けることで、ケアの場に言葉をあふれさせることができます。

オートフィードバックの原則は、自分の動きの実況中継

オートフィードバックの原則にはふたつあります。まず最初に、まったく反応をしない人であっても、自分で動くように依頼します。たとえば、「腕を上げてください」と言って３秒待ちます。これを「老年医学の待ち時間」と、私は呼んでいます。脳が反応するまでの時間は平均して３秒ぐらい必要だからです。

一度頼んでみて３秒数えます。それから、またお願いして３秒待ちます。２回とも反応がないと、今度は、「私の頬を触ってください」「天井のほうに手を上げください」と言葉を換えてみます。

それでも反応がなければ、「これから腕を洗いますね」と予告し、「腕を上げます。左腕からです。手の甲から洗いますね」とケアを行う手の動きを実況していきます。

実況は、認知症高齢者の感情記憶に働きかけるようなポジティブな言葉で手の動きを表現します。

「腕を上げてください」「ほっぺたを触ってみてください」「私があなたの腕を優しく上げてみます」「肩を撫でています。気持ちがいいですね」「では、石鹸《せっけん》を取ります」「お湯を

かけますね。お湯って気持ちがいいでしょう」「今度はタオルで拭いて乾かしますね」

最初の段階ではまるで反応がなかった人でも「腕を上げてください」とお願いすると協力してくれることが突然起きたりします。オートフィードバックでこちらが話し続けていくことで相手からの反応を引き出せるようになることを数多く経験しています。

ある患者は入院してから1年経ちますが、そのあいだまったく反応がありませんでした。その人にオートフィードバックを用いてケアした際、周りにいた人たちは初めてその人の声を聞きました。その高齢者は、「熱い」と言ったのです。

なぜこのような結果が起きるかは十分に解明されていません。想像するに、ポジティブな状態で感情記憶にずっと刺激を与え続けたので、内部の沈黙からその人は出てきたのかもしれません。

確かなことは、最初に出会ったときとまったく眼差しが違ってきたことです。空虚だった瞳に光が宿り、生き生きとしています。反応がないからといって聞こえていないわけではなかったのです。この技術を使うことで、あなたを大切に思っている、というメッセージをケアのあいだ中ずっと伝え続けることができ、そのメッセージに相手が反応してくれたのです。

ただし、オートフィードバックは容易ではありません。これには正確な技術が必要で、ちゃんとした研修を受け、最低３ヶ月の訓練がなければ、身につけられません。まったく反応のない人へのケアの場に、言葉を常にあふれさせることを、自発的に、自然にできる人はいないからです。

ユマニチュードの4つの柱「3　触れる」

優しさを相手に伝える触れ方

優しさ、喜び、慈愛、信頼、愛情を表すとき、人はどのような触れ方をするでしょうか。やはり赤ちゃんを触るときのようになるでしょう。技術的にいうと、広く、柔らかく、ゆっくり撫でながら包み込むように触れます。このように広範囲に触れるとやさしい触れ方になります。たとえば同じ10キロの力を使うとしても、指先で触るのと、手全体で触るのでは違います。触れる面積の違いは、単位面積あたりにかかる力の違いとなります。そして、それは相手に届く優しさの表現の違いでもあります。

つまり、優しさというのは心がこもっていればいいというものではなく、物理的なものなのです。これを、ケアをする人にはわかってほしいのです。彼女がケアをすると穏やかなのに、どうして私が同じことをするとあの人は叫ぶのだろう。そういう経験はありませんか。もしかすると、彼女とあなたとでは触れ方が違うのかもしれません。

手や顔は感覚のセンサーの数が多い部位です。神経が豊富にあり、少し触れただけでも大量の情報が脳に送られます。「ちょっと触っただけなのに患者が叫び出した」といった場合、そうした敏感なところに触れてしまった可能性があります。本人にとって、「すごくたくさん触られた」という感覚になっています。つまり「触れる」と「触れられている」という事実にズレがあるかもしれないということです。

「触れられる」ことについていえば、胎児は妊娠4ヶ月目くらいから、痛みや喜びを伝える神経のシステムがつくられ、7ヶ月くらいに完成すると言われています。つまり私たちは生まれる前から「触れられる」という情報を受け取ることができるわけです。それに伴う喜びと苦しみも感じることができます。私たちは生まれた直後から、「自分はいま撫でられている」と理解できる能力をあらかじめ備えているわけです。この事実から何が言えるでしょうか。

フランスでは友だち同士で、体をよく撫で合ったり、キスをします。アフリカでは誰かに会ったときに腕を回して抱き合います。アメリカもそうで、体の接触は頻繁に行います。日本のように人が触れ合わないのは稀かもしれません。

ただし、日本の赤ちゃんは生後すぐから5歳くらいまでの非常に長いあいだ、お母さんと一緒に寝ています。ヨーロッパでは生まれた次の日には、子供部屋で寝かせています。それだけ日本の赤ちゃんは撫でられたり、優しくされるということを、子供時代に十分経験しているわけです。それは幸いなことだと思います。日本人は触れ合うという喜び、また、触れてもらうという喜びを幼いころに育んでいるのかもしれません。

ともあれ、そうしたポジティブな感覚をつくるときには、私たちは広い面積で相手と接します。これは赤ちゃんに触れるときも同じですし、恋人同士もそうです。そして、「愛しているよ」「いい匂いがするね」と、優しい言葉をかけます。「第2の誕生」で用いるのと同じ技術を使っているのです。

ネガティブな関係では、まったく逆のことをします。あまり触りたくもないので、狭く速い触れ方をします。しかし、それよりも悪いことがあります。最悪なのは触れないことです。

恋人や夫婦が言葉を交わさなくなったり、目を合わせなくなると、その関係はかなり危ういと言えます。その上、まったく触れなくなったとしたら、これはもうカップルではなくなります。相手が存在していないのと同じです。ふたりの人間がいるだけです。では、脆弱で誰かの助けが必要な高齢者はどうでしょうか。

ある認知症の女性はケアしようとすると看護師や布団を掴んで放さないなど、「攻撃的」でした。でも、仮に彼女がされているように布団を突然がばっと剥ぎ取られたら、あなたはどう反応するでしょう。看護師には攻撃する意図はありません。けれども、この女性が布団を掴むからという理由で、引き剥がそうとします。その際、彼女と瞳を合わせることはありませんし、言葉もかけません。力尽くです。

忘れてはいけないのは、こうした接触のたびにケアを受ける人は、「嫌いだ」「怖い」といった感情の分析を常に行っているということです。つまり、自分の体に触れられるということ自体が意味を持っています。言葉によらないメッセージが届けられているのです。話しかけない、瞳を合わせない、力尽くで腕を掴んで上げさせる。これは相手を罰しようとするときの行いです。ましてや女性に近づき、おむつを確認しようと脚を開かせたらどうでしょう。そのとき相手が閉じようとしたら、それは「嫌だ」という表明です。それでも無理やり開こうとしたら、それはレイプです。

つまり彼女にとってはオムツ交換のたびに毎回レイプされているのと同じなのです。もちろんケアをする人たちには、そんなつもりはまったくありません。

この女性はケアをしているつもりの人から自分を守ろうとして、その人たちに対抗しています。防御しているだけなのに、攻撃的だとか、「認知症の行動心理症状が出ている」と言われてしまっているのです。

体に触れることは、脳に触れること

先述しましたが、ユマニチュードでは相手に触れるにあたって、顔から触れないと決めています。衛生の問題だけではありません。相手に安心してもらうためには、顔ではなくまず背中からはじめたほうがいいからです。

相手とよい関係を築くためには、一定の手順があります。そのために知っておくべきは、最初は顔や胸、陰部といったプライベートゾーンにいきなり触れてはいけない、ということです。では、他のところならどこでも構わないし、どういう触り方でもいいかといえば、そうではありません。

顔にはさまざまな神経が集中しており、非常に知覚が敏感なエリアです。その顔にいきなり触ろうとすれば、無礼に感じたり、恐怖心を抱きますから、相手に拒絶されても当然です。

ケアの場に限らず、私たちは誰かと会ったら「こんにちは」の挨拶からはじめます。そして握手をし、親密になればハグをします。文化によって、触れてもいい場所や順番は決まっていますが、なぜそのような段階を踏んで人に触れているのでしょうか。

それは、私たちが触れているのは皮膚ではなく、ある意味では「脳」だからです。皮膚を通じて脳が理解し、「この相手は危険なのか。それとも身を預けてもいいのか」を判断しています。

実際、体の部位と脳の領域はつながっており、特に顔や手からの情報はその他の部位からの情報量もより多くの脳細胞が使われています。つまり、感覚が鋭いのです。感覚が鋭いために、馴染みのない誰かがいきなり顔を触ることに対して拒絶反応が起きるのです。

一方、背中や肩は単位面積あたりの神経が少ない。つまり、顔や手に比べると鈍いのです。相手からの信頼を得るために段階を置いて触れるにあたっては、まず背中からはじめて肩、腕、腹、胸と進み、最後は手、顔というふうに進んだほうがいいのです。このことを証明するのは容易です。

たとえば、誰かに背中に鉛筆1本か2本で触れてもらってください。「1本で触っている」と感じても2本だったり、その反対だったりと、はっきりとわからないはずです。

今度は触れる場所を指先に変えてもらいます。目をつぶってもらい、接触点が1箇所か2箇所かを問うと、間違える人はいません。私たちが挨拶で手を握るのは、それだけ多くの情報を送り出し、受け取ることができるからです。ぎゅっと押し付けたりしなくても軽く触れる程度のことでいろんな情報がわかります。それに対して背中にはあまり神経が集中していないため、情報を伝えるには、ずっと広く大きい範囲で触れる必要があります。

「触れる」の3つの意味

触れるという行為には3つのタイプがあります。ひとつは「認証」として、相手に受け入れられ、意味や喜びを分かち合う触れ方です。肩を組んだり、ハグしたりするのは、この例です。

ふたつめは「攻撃」としての触れ方です。怒りに任せて掴んだり、ゆさぶったりするなど、相手からの同意を得ずに粗暴に扱います。この触れ方には不快な気持ちが伴います。

三つ目は「必要性のある」触れ方です。病院へ行けば医師に体を触れられます。触られたくない部位でそれを不快に感じても、「必要なのだ」と思えば合意はできます。

ケアは、「必要性のある触れ方」です。そこで問題が生じます。「必要だから触れられている」と受け止めるためには認知機能が必要です。意識がしっかりしていれば問題ありません。しかしその人が認知症だとしたらどうでしょう。認知症の人に対するケアにおいては、「必要ではないのに触られている」「自分が攻撃されている」と受け取られている可能性が高いということです。

認知症の人は日々、必要性に基づいた触り方しかされていないにもかかわらず、それがわからない。ケアをする人は普通のケアを行っているつもりなのに、それを受け取る側は常に攻撃されていると感じているわけです。しかも縛られることもあるわけですから、本人にとっては地獄のような体験です。だからこそ、私たちには「触れる」技術が必要なのです。

まず、親指をかけて鷲掴《わしづか》みにしない。指先だけで触れない。強制力を感じさせ、圧力が高くなるような、攻撃を意味する触れ方はしてはいけません。

ついで最も敏感ではないところから順に触れます。清拭は背中からはじめて、次に腕そして脚へと移ります。感覚がそれほど鋭くないところからはじめると、相手はケアを受け入れやすくなります。

そして常に触れていることです。人というのは、感覚的な関係を結んだときにそれが断絶されるのが好きではありません。ずっと継続してほしいと思うのです。ですから、ケアの最中、あなたは岩登りをしていると思ってください。両手を離すと落ちます。そのため、常に一方の手は触れているように努めます。そして、広く、ゆっくり触ることが肝心です。

ケアの現場では衛生や効率から考えた動作は教えられています。けれども「掴んではいけない」といった、関係をつなぐための触れ方は教えられていません。ですから、いつも人間関係を築く触れ方に注意を払ってください。「私はあなたに触れることがとても好きなんですよ。あなたは私の友だちです」というメッセージを相手に常に届けるための触れ方です。

ユマニチュードの触れ方の特徴は、決して力尽くではないところです。患者の体の移動については10歳程度の子供以上の力は使いません。また腕だとか部位を動かす際も5歳児くらいの力しか必要としません。触れる場所を選ぶ。とにかく優しく、広く触れる。これがユマニチュードの触れ方です。

触れることが自由をもたらす

ケアする人が仕事で最も使うツールは手です。しかしながら、その手をどう使ったらいいかという授業を受けていません。しかも触診は減り、すぐにCTスキャンや血液検査が行われます。手で相手の体の声を聞く機会はほとんどないのです。

私は機械工のアルバイトをしていたことがあります。機械にヤスリをかけることから習いました。それにはヤスリをどう持つかを学び、慣れなくてはいけません。同じくケアをする人も手の使い方を学ぶ必要があります。

たとえば、看護師ならば背中を撫でて、「あ、ここが痛いんですね」ということを感じなければいけません。ケアの方向がいつも「してあげる」と与える側であれば、手で相手からの情報を感じ取ることができません。ユマニチュードを学んだ看護師のほぼ全員がこう言います。

「触れたら相手が喜んでいるのか痛がっているのか、わかるようになった」

ケアの最中に患者が叫ぶときがあります。でも、叫び声が出る前に、実は体で「いやだ、いやだ」と10回ぐらい伝えているはずです。看護師がそれを感じていなかったのです。しかし、触れ方の研修を受けると、それがわかるようになります。

日本人は幼児のころはともかく、大人になると互いに親密に接触する機会があまりないにもかかわらず、ユマニチュードの触れ方に対して戸惑う人はほとんどいません。理由のひとつは、看護師・介護士は義務感がとても強いからです。「これは仕事です。この人はこういう触れ方をすることによって心地よくなります。ご本人が必要としているのです」と言えば、この重要性を理解し、真面目にそれを実行してくれるのです。

もうひとつは、日本人は触れることへの渇望があるからだと思います。実際、看護師・介護士は患者に触れる、優しく抱くことをすごく喜びに感じています。ほかの国よりもその傾向は強いと思います。

「このように優しく触れてもいいのだ」という気づきが、従来のケアのあり方を見直すきっかけにもなっているようです。看護師や介護士の人たちはすごく自由に感じているのです。日本人は触れること、触れられる機会が少ないだけに、それらをすごく大きな贈り物だと感じているのだと思います。

ユマニチュードの4つの柱「4　立つ」

立つことは知性の根幹

「見る・話す・触れる」の基本となる柱に加え、ユマニチュードが第4の柱として重視しているのは、「立つ」ということです。子供が初めて立ったとき、周りの人はとても祝福してくれます。本人にとっても、「自分もまた同じ人間なのだ」と誇らしく感じる瞬間かもしれません。立つことは間違いなく、人がアイデンティティを確立していく基礎となっています。それだけ私たちにとって立位はとても大切なものなのです。

ユマニチュードの定義を思い出してください（138ページ参照）。ケアする人は健康に問題のある人のケアを行います。あなたがその人をケアするのは、その人が美しいからでも、感じがいいからでもありません。あなたがプロフェッショナルだからです。そうであるならば、立つことが健康に対してどういう影響を与えるかをきちんと理解しておく必要があります。

立位は骨や関節、呼吸器、心臓などの循環器系、皮膚などに影響を与えています。

たとえば、関節の滑らかな動きに欠かせない軟骨を見てみましょう。軟骨の80パーセントは水分です。そのため膝であれば、立ち上がると軟骨に圧力がかかり、水がギュッと押し出されます。その水はどこへ行くかというと、骨の中です。骨には栄養分が多く含まれており、そこに水が浸透していきます。かかっていた圧力が弱まると今度は水に溶けた栄養分が軟骨に吸引されます。つまり負荷がかかることによって、軟骨に栄養が行き渡るメカニズムなのです。ですから動くことがなければ、軟骨は栄養不足に陥ります。全身の関節に栄養を行き渡らせたい。さて、どうすればいいでしょうか？　立って歩けばいいのです。わずかな時間、ほんの数歩でも立って歩くことは骨や関節に重みをかけることができ、全身の運動になります。

それに48時間、寝たままでいると靭帯《じんたい》は固まり、関節の可動範囲が狭まってきます。柔らかくするためには立たせたり、歩かせたりしなければいけません。筋肉はどうでしょうか。80歳を過ぎた人が１週間動かないと、筋力は15パーセント低下し、それが３週間になると45パーセント程度低下します。筋肉を維持するには、やはり歩く必要があります。

骨はどうでしょう。力が加わったときにその負荷をキャッチするセンサーが骨に備わっています。圧力に応じて骨は自ら強くしようと働きます。やはり固い骨をつくろうと思うなら立って歩かなければいけません。

また、寝たきりの状態になると呼吸機能は低下します。立ったり、歩いたりすると肺の容積は広がり、機能が活発になります。そうすることで肺炎のリスクを減らすことができます。

次に循環器系です。血液は心臓によって圧力をかけられて血管を流れていきます。ただし、静脈には圧力はかかっていません。足の裏には静脈網が広がっており、立って歩くと、そこに圧力がかかります。足の裏の静脈のポンプが立って歩くことで押さえつけられ、その圧力によって血液が上がっていきます。さらに脚の筋肉の収縮運動によって下肢の血液は心臓へと環流します。つまり、血流のために立つこと、歩くことは欠かせないのです。

最後に皮膚への影響はどうでしょうか。入院の大きな問題のひとつが褥瘡です。これは血の流れの停滞が原因です。歩いていれば、血液は体をちゃんと巡りますから、褥瘡はできません。

これまでに述べたことでわかるように、患者に対していちばんやってはいけないことは、動かないよう拘束することです。徘徊を抑える神経系の薬を飲ませるのも同じです。

人間にとって、立って歩くことは知性の要でもあります。赤ちゃんは手当たり次第、いろいろなものに触ります。そうすることで、いまの手や腕の動き、また自身が空間に占める位置を感覚的に得ています。立って歩くという運動と感覚によって知能は向上し、距離や時間を学んでいくのです。

赤ちゃんにとっては、お腹が痛いこととお母さんがいないことのあいだには違いがありません。また、撫でられたり、自分に向けられた笑顔を「心地いい」と感じます。しかし、それとミルクの温かさとの違いがまだわかりません。だんだんと距離感を学んでいき、やがて母親と自分は違うとわかるようになります。「自分は独自で唯一の人間である」という認識は、「私は立って歩く独立した存在なのだ」という感覚的な理解が導くのです。

立って歩くことは知性の要だと言いました。実際、長らく歩いていなかった人に歩いてもらうと急に話し出します。体を動かす、歩くことは知性の根幹であり、また人間であることの証でもあるのです。このような事実を、ケアする人には是非わかってほしいと思います。

人は死を迎える日まで、立つことができる

問題は、入院すると歩かなくなることです。これが衰弱につながります。皮肉なことに医療によって病態がつくられるのです。医原性です。

歩ける状態で入院しても、高齢者だと寝たきりになるのに3日から3週間で十分です。私の推測では、病院で寝たきりになっている人のうち80〜90パーセントは、本来なら寝たきりにならずに済んでいるはずです。

これまでの経験から一日のうちで20分立つことができたら、寝たきりには決してならない、言い換えれば亡くなるその日まで立つ機能を保てることがわかっています。少しずつの時間の総計で20分であればいいのです。それができたら死ぬ日まで立つことができる状態でいることができます。

私が清拭などのケアを立位で行うことにこだわるのは、ケアする人が患者と過ごす時間の90パーセントは清拭やおむつ交換、服を着せたりする時間で、そうした時間を立位で行えば、ずいぶん身体の状態は向上するからです。

リハビリテーションのチームがせっかく頑張っても、それ以外の日常のケアを寝た状態

で行うのであれば意味がありません。リハビリテーションの時間に5分立つことはできなくても、ケアの際に40秒くらいは立てるかもしれない。このわずかな時間を積み重ねれば、特別なリハビリのプログラムを行わなくても済むはずです。

たとえば、部屋から50メートル離れた食堂に連れていくとします。患者は10メートルなら歩けます。食堂までは歩けないからといって車椅子で運んでしまっては、その人の健康状態の改善にはなりません。

私ならまず車椅子で迎えにいき、部屋から10メートル手前で待ちます。介添えしつつ10メートルの距離を歩いてもらいます。食事が終わった後はまた10メートルだけ歩いてもらい、あとは車椅子で部屋に戻ります。それにより少なくとも10メートルは自分で歩ける力は維持されますから、寝たきりにはなりません。

これまでの経験から言うと、人は本来ならば亡くなるまで立つことのできる状態で生活できます。立って歩くことに他人の力添えを必要としながらも、自律を最後まで失いません。

したがって、本人ができることを私が代わりに行っては、その人の健康を害することになってしまいます。体を洗う際、「右手を上げてください」「脚を上げてください」と頼むのは、自分で立ち上がる力を失ってほしくないからです。私たちの仕事は「洗うこと」ではありません。

体を洗うことをひとつの手段にして、目の前の人の健康を改善させること、それができないときは、少なくとも現状を維持することです（「ケアの３つのレベル」１３９ページ参照）。

そうでなければ、ケアをする人がいること自体が本人の健康にとって危険になります。ユマニチュードの哲学では、ケアをする人は、決して健康を害するような行為をしてはいけないと定義しています。

ユマニチュードの絆に呼び戻す〜第3の誕生とは

脊髄が圧迫されて潰れたため、手術を受けた女性がいました。彼女は半身麻痺の状態で5年間ベッドの上で過ごしていました。入院2年目から話をしなくなり、周囲が彼女の声を聞かなくなって3年経ちます。

もう立てないし、意思の疎通は難しい。誰もがそう思っていました。

ユマニチュードの技術を用いたケアをはじめて半年後、彼女は話しはじめました。そしてまったく話さなかった3年間のことは覚えていませんでした。いまは私たちと同じぐらい、ちゃんと話せるようになっています。私たちの介添えはありながらも、立って歩けます。彼女はこう言います。

「もう歩けないんだろうなと思ったけれども、人間として、女性として生き返ったようだ」

これを「第3の誕生」と私たちは呼びます。第2の誕生でいったんは人間の世界に迎え入れられながら、ユマニチュードの絆が切れてしまった。そこでもう一度、絆を築き直したわけです。

私たちは人間の種というコミュニティに属していますから、本来ならば互いの関係を結ぶ絆は、眼差しや話をする、触れることによって、人生を通してずっと結びつけられています。

けれども、認知症や病気を理由にそこから外れてしまった、あるいは外れそうになっている人がいます。話しかけても返事がない。目は開けているけれど何も見ていないように思える。もう二度と自力で立てないし歩けない。きっと死ぬまで寝たきりなのだろう。人間の世界とつながりがないように見えてしまう人たちです。そういう人たちを見ると「私の生きる世界とは別のところにいる」と私たちは思ってしまいます。

人間の世界から遠ざかり、同じ人間でありながらそうは見えなくなってしまった。そんなふうに捉えられている高齢者をはじめとした弱者を、人間らしく生きられる世界、つまりユマニチュードの絆に呼び戻したいと私は思っています。そのために、彼らの瞳を見て話しかけ、触れ、そして立ってもらうのです。「あなたは人間なんだ」という証を示しているのです。

容易なことではありませんし、すべての人が戻ってくるわけではありません。しかし、人間の絆の中に戻ってきて、再び言葉をしゃべり出す人はたくさんいるのです。

原自己から中核自己、自伝的自己へ

ユマニチュードの哲学をつくりあげる上で、脳神経科学者のアントニオ・ダマシオのモデルを参考にしたと先に述べました。ダマシオの考えをもとに「第3の誕生」について少し説明したいと思います。ダマシオによれば意識状態には、「原自己」・「中核自己」・「自伝的自己」の3つがあります。

「原自己」とは何でしょう。ベッドに寝ていたあなたは目を覚まします。起きてすぐに「自分だ」ということはわかります。つまり自分に対する意識があるわけです。

目が覚めると、3つのタイプの情報が入ってきます。まず内臓や血など、体を構成するさまざまなところから上がってくる情報があります。それと共に体の位置を確認する情報がやってきます。腕が曲がっているとか、横を向いているといった内容です。さらに道路を走るバイクの音だとか鳥の声が聞こえるといった情報も入ってきます。これらの情報を総合して、「自分である」という感覚を得ていくわけです。これを「原自己」と呼びます。

これが「中核自己」に変容していきます。外部と私のあいだに関係が築かれたとき、私は自分自身を世界と切り離されたものと感じます。そして体内からいろいろな感覚が伝えられてきます。つまり、「中核自己」とは自分の外に何かがあることを感知し、それとの関係性によって自分を知った段階です。

たとえば、ほかの人を意識するようになると、その人にとっての「私の立場はどういうものなのか」を意識するようになります。

そして外部からの情報が内部の情報を変えていき、それが主要なモードになります。あなたが優しく撫でられると、自分の状態が変わってくるはずです。原自己が、「手が私を優しく撫でている」と認識するわけです。そうしたたくさんの情報が意識の中に入り、変容していく段階で、「自伝的自己」がつくられていきます。自分が過去に経験してきたことを分析したり、評価をします。

ある認知症高齢者の女性は、3年前から寝たきりの状態でした。誰も話すところを見たことがありません。いわば外の世界のない状態になっています。先ほど、外部と自分が反応するときに中核自己が生まれると説明しましたが、それで言うと、この人にとっては外部も中核自己もなく、まったく自分の内に閉じこもっている状態です。

介護士の男性が彼女のケアをしようとします。何をしなければいけないでしょうか？彼の役割は彼女を原自己の状態から中核自己に移行させることです。つまり外の世界に何かがあって、それを感じてもらわないといけません。しかしながら、彼女は自分の周りの空間を感じていません。

彼女は自分の体をずっと触り続けていますが、こうすることで自分に情報を与えているのです。彼女にとっては3年前から外部の世界がなくなってしまったので、自分が存在していることに関する情報を自ら提供するしかないのです。

彼女に外部の空間を認識してもらわないといけません。空間とはなんでしょうか。平面ではなく3次元の立体的な広がりだということはわかります。縦・横・高さの三つの軸によって空間は把握されます。

眼前の認知症の女性は目を閉じています。外をまったく見ません。それでもケアする人は、最初の軸をつくるために相手の注意を惹くようにします。

まず、「こんにちは」と優しく話しかけます。間をあけずユマニチュードの触れ方、つまり指先から着陸するように彼女の肩に触れ、手のひら全体を使って触れ続けます。

次に相手のプライベートな空間に入っていきます。彼女の顔から20センチぐらいまで顔を近づけます。ポジティブな言葉をかけながら、「私のほうを見てみてください。こんにちは」。閉じていた目がうっすらと開きました。これは第1の軸です。介護士の男性は彼女の絶えず細かく動いて安定しない瞳を捉えようと身をくねらせて、視線を外さないようにします。しかし、なかなか捉えることができません。そこで、もうひとりケアに入ってもらうことにします。

地図とコンパスを使って現在地を知るには、2本の線を引く必要があります。それと同じように、軸を増やすことで、自分の位置を確認してもらうのです。これは心理的な面においても同様の働きがあり、このことで彼女は中核自己になるわけです。

「お友だちを連れてきました。今日は彼女と一緒に楽しい時間を過ごしたいと思います」

介護士は同僚の看護師を本人に紹介します。彼女はふたりへそれぞれ目を向けます。これで彼女から介護士へ、そして看護師へと2本の線が引けました。彼女は空間の中の自分の位置を知ることができたのです。

すると彼女はさっきよりも目を合わせ、はっきりとした言葉ではなくとも、同意を示すような声を発します。3年間話さなかった人が話そうとしています。

彼女の中核自己が外部からの情報によって活性化して、自伝的自己になっていく様子が見られるのは、彼女が自分から情報を取りに行こうと体を動かしはじめたことからもわかります。この世界に戻ろうとしているのです。ただ寝たきりだった時間が長かったので、顎が上がり、頭が後ろのほうに傾いてしまって、うまく体のバランスが取れません。頭が本来あるべき脊椎の上の位置から大きく後ろにずれているのは、人間の絆から外れてしまった人によく見られる身体上の変化です。

起こした上半身を支えようと、介護士の男性が背中に手を当てました。けれども、ここでは支えないほうがいいのです。なぜなら、「後ろに寄りかかっていいよ」という間違った情報を与えてしまうからです。

ケアする人は、ケアを受ける人の体を動かすときにとても苦労します。その際、無意識のうちに体の機能とは逆のことを助けてしまっています。

たとえば、座った状態から立つには、まず肩が前にきます。足に体重を乗せてから体を起こします。足に体重が乗っていない状態で立ち上がることはできません。肩を後ろに下げたままで立とうとしても無理なのです。

しかし、ケアをする人は患者を立たせるとき、脇の下に手を入れて持ち上げようとします。この状態では、足に体重が十分かかっていません。つまり立てない状態なのに立たせようとしているのです。

そこでご自分で試してもらいたいのですが、背板のある椅子に背中をもたせかけた状態から立ち上がってみてください。どうでしょうか。立てないはずです。背もたれに背中を預けている状態は、いわば椅子が体にこう話しているわけです。「支えますから、ここに寄りかかって大丈夫ですよ」。介護士の男性は彼女に上半身を起こしてもらおうと思いつつ、背中に手を置いたことで背もたれの役を買って出たわけです。相反する情報を彼女に与えています。

実際、私が介護士に、「背中の手を外して」と言うと、彼女は自分で上半身のバランスを保ちはじめました。

彼女は体を起こしたことで、頭が左右に動いて辺りをよく見るようになりました。脳が活発に働き出します。起き上がった上半身が3本目の軸です。これで彼女は3次元の世界に戻ってきました。ベッドの上でヒラメのように生活していましたが、体を起こすと世界との関係がすぐに変わってきます。

それから車椅子に乗ってもらい、私が登場します。私の頬を触らせて、落ち着いてもらいます。病棟を散歩してから、「じゃあ、ちょっと歩いてみましょう」と提案し、前かがみになってもらい立ってもらいます。私ともうひとりが両脇から介添えしますが、彼女の腕に回した私たちの手は決して掴みはしません。添えるだけです。足取りはおぼつかなくても、入院後初めての歩行です。少し速めに歩いてみることによって衰えを忘れさせることができます。窓から景色を見てもらい、日光を感じてもらいます。「どこか痛いところはないですか?」と尋ねると、「ありません」と返事をしてくれました。3年ぶりの声を聞くことができました。

外部の空間を知ることが、彼女を変えていきました。この世界において、「私は主役であり中心なんだ」と感じることができるようになったのです。上半身を起こし周囲を3次元の視線で捉えるようになると、断片的ですが、たくさんの言葉をしゃべり出しました。

別れ際に、「バイバーイ」と手を振ると、彼女も手を振り返して「さよなら」と言いました。つまり、ほかの人と関わりのある存在になったわけです。第2の誕生で得た社会性を、3年間の寝たきりの生活の中で彼女は失ってしまっていました。しかし、今日、再び介護士が人としての関係を結ぶことで、彼女はもう一度私たちの世界に戻って来てくれたのです。これが、第3の誕生です。

彼女とはこの日初めて知り合いました。このあと彼女がどうなったかはわかりません。認知症が非常に進んだ状態ですから、テニスやチェスができるようにはもちろんなりません。

私たちの目的は、あくまでユマニチュードの絆で人間の世界に彼女がいられるような状況をつくることにあります。そして大事なことは、私たちは結果に対する責任はないということです。うまくいけばそれでいい。うまくいかなくても、それはしょうがないということでいいのです。なぜなら、彼女は私たちの所有物ではないのですから（１３３ページ参照）。

どのような結果がもたらされるかは、ケアする側が決めることではありません。本人がどういう状態になるかを決めるのです。私はプロフェッショナルで、やるべきことをやっています。それでうまくいくこともあるし、うまくいかないこともある。ただそれだけです。

人間関係をつくるための５つのステップ

ユマニチュードの基本の柱は「見る・話す・触れる・立つ」の４つです。次にこの４つの柱を使って相手との関係を築き、実際にケアを行うことについて説明しましょう。ユマニチュードではすべてのケアを５つのステップで構成されるひとつの手順で行います。これは人間関係をつくるためのケアの手順です。この技術を用いれば、攻撃的な行動の90パーセント程度を減らすことを私たちは経験しています。

５つのステップとは「①出会いの準備・②ケアの準備・③知覚の連結・④感情の固定・⑤再会の約束」です。

これらのステップを踏まえることによって、まずはケアする人の存在に気づいてもらうことができます。認知症の人の中には、いま自分がどこにいるかもわからない人もいます。しかも見知らぬ人が自分に何かをしようとすると思えば、攻撃されたと感じても仕方ありません。この手順を踏むことで、「私は友だちですよ」と感じてもらうことができます。必ずうまくいくとは限りません。けれども攻撃的な人が穏やかになったり、向精神薬の使用が減ったという報告があります。それだけの意義と効果はあるといえるでしょう。

まず第1のステップは「出会いの準備」です。

病室には、家庭のドアにあるようなインターフォンはありません。しかし、ユマニチュードではインターフォンがあるかのように行動します。相手に、「人が来ましたよ」と知らせるためです。

これは単なる礼儀ではありません。ピンポーンとかコンコンコンという音がしたら、私たちの脳は人と出会うための準備をします。そういう働きかけをするためのステップです。そのためノックには決まり事があります。コンコンコンと3回ノックしたら3秒待ちます。またコンコンコンと叩き、3秒待ちます。そのあとに、もう1回「コン」と叩いて室内に入ります。これは相手の覚醒水準を徐々に高めるための技術です。

もちろん、途中で患者が応えたならば、その時点で入ります。反応がなかったときには3回ノック3秒待つ、3回ノック3秒待つ、ノック1回の手順を踏みます。

病室に入っても応えがない場合、今度はベッドの足下、ベッドボートをコンコンコンと叩きます。その振動が伝わって目を開けてくれることを望みながら行います。椅子に座っている場合でしたら、椅子の隣にあるテーブルをコンコンコンと叩きます。または、肘掛けの部分をコンコンコンとノックします。このノックは非常に重要です。にわかには信じられないかもしれませんが、ケアの成功のための重要な要素です。

アメリカでこんなケースがありました。私が指導に訪れた施設では、ケアを拒否して乱暴な言動をとるといった、ケアスタッフたちを困らせている人がいました。着替えも拒絶するといいます。担当の看護師に、「まずドアをノックしましょう」と言いましたが、明らかに不服な顔です。そんなことをしてどうなるの？　といった態度です。実際、「ノックしても応えませんよ」と私に言いました。

そこで私が見本にノックしました。すぐに部屋の中から返事がありました。非常に攻撃的だと言われていた人です。出てきた女性は、私が見る限り、目の優しいとても感じのいい人です。室内に入ります。クローゼットには服がたくさんありました。「素敵な服がたくさんありますね。マダム、着替えてみませんか」と言うと、「ええ、いいわよ」と彼女は答えます。看護師は驚いてあんぐりと口を開けていました。

ノックは些細《ささい》なことに思えるかもしれませんが、ポジティブな状態になる上で大きな効果があるのです。ノックをすることによって、中にいる人に、「誰かが入ってくることを受け入れるか、受け入れないかを選択できる」ということを認識させます。

人間にも動物と同じような縄張り意識があると思います。けれども入院している人には自分の場所がありません。私はノックをする方法によって、もう一度その人に縄張りをつくってあげています。だから、ノックによって人間関係がまったく変わってくるのだと思います。

1996年に医師や看護師、付き添いの家族、清掃員といった病室に入る1000人を調査しました。入室の際、患者が返事をしてから入った人はゼロでした。ノックをしてもすぐに入っていくのです。

ホテルでは、職員はコンコンコンとノックしても、私が応える前に入ってくることは絶対にありません。でも、病院だと1000人が1000人とも入ってくるのです。意識的に行っているわけではないのです。けれども、そのことによって力関係が確立されてしまうのです。

だからこそ、私たちが馴染んできたケアの文化をもう一度見直す、特別な訓練をしなければいけないということです。

第2のステップは、「ケアの準備」です。

これにもルールと厳密な技術があります。まず、これから行うケアの話はしません。重要なのは、「あなたに会いに来た」というメッセージを伝えることだからです。

病院や介護施設では、スタッフがただその人に会いに来ることはありません。ご飯を持ってきたり、体を拭きに来る、といった「仕事をしに来る」だけで、その人に会いに来るわけではないのです。

「ケアの準備」では、「あなたに会いにきた」ということだけを告げるものでなければいけません。「こうすることが効果的だから」というような下心や、異なる意図が、行動から透けて見えては駄目なのです。

「あなたのことがとても好きだ」という気持ちを行動で示したとき、私たちはとても気持ちよく、幸せに感じます。純粋な意図を持った、まったく無償の行動が非常に重要です。

無償の行動を人は無意識のうちに行います。映画を観ながら恋人の手を握る。好きだから手を握りたい。他意はなく、ただそう思って握っているだけです。しかしながら病院や施設では、そのような無償の行動は取られることはありません。

あなたが私を自宅に招いてくれたとします。なぜ私はあなたのところへ行くのでしょうか。食べるためでしょうか。それなら自宅かレストランでもいいはずです。あなたのところに行くのは、あなたといい時間を過ごすためです。

インターフォンを鳴らすと、あなたはドアを開けます。そこですぐに私が、「じゃあ食事にしましょう」と言ったら、ちょっと変ですよね。食べることが目的で来たわけではなく、あなたに会いに来たのだから。

ケアのときにも、それを行うのです。私は、「あなたの体を洗いに来た」のではなくて、まずは「あなたに会いに来た」ことを示すのです。家に呼ばれたら食前酒でも飲みながらおしゃべりをして、それから食事に入ります。病室でもケアを提案する前に少し時間をとるのです。

こうしたケアの準備にかける時間は20秒から3分です。ほぼ90パーセントのケースにおいて40秒以下でこのステップは終わっています。この準備によってケアを受ける人の認知症に伴う攻撃的な行動が70パーセント減り、非常に協力的になってくれます。ユマニチュードはコミュニケーションに時間をとるから効率が悪いと思う人もいるでしょうが、かかっても40秒なのですから、冗長とはいえないわけです。

「ケアの準備」の技術について述べます。正面から近づき、瞳と瞳を合わせます。瞳を捉えてから3秒以内に話しはじめなければいけません。

ただ見つめ合うだけで、長い時間話さなければ、不気味な印象を与えてしまいます。話すことによって、瞳を合わせたことに正当性を示すことができます。

ケアの内容について話すのは、ケアの準備が終わってからです。シャワーが嫌いな人に対して、「シャワーを浴びましょう」とすぐに言ったりしてはいけません。相手が嫌がる言葉を言わず、「よく眠れましたか」「会いに来ましたよ」とポジティブな言葉だけを使って話します。ここでユマニチュードの「見る・話す・触れる」の技術を用います。

話を続けながら10秒後には、ニュートラルな体の部位に手を置きます（206ページ参照）。社会的に触ってもいいような場所という意味で肩や腕などには触れることができます。このケアの準備の段階が終わったと思えたら、ケアの提案をします。シャワーを嫌う人なら「さっぱりすると気持ちいいですよ」とか「マッサージしましょう」という言葉を使います。

仮に拒否されたとします。3分経ってもケアをさせてもらえない場合は、無理強いはせず延期します。「では、今はやめておきましょう。また後で戻ってきますね」と言って再会を約束します。ケアをする人には、「ケアをあきらめる力」も必要なのです。ケアをあきらめることで、相手には「自分の意思を尊重してくれるいい人と出会った」という感情記憶が残ります。こうした事前準備は相手が許容できる範囲を広げてくれます。

第3のステップは、「知覚の連結」です。

自分が伝えるメッセージに調和を持たせる技術です。「見る」「話す」「触れる」のすべてで「あなたのことを大切に思っています」と伝えます。優しく見つめ、ポジティブな語彙を使って話していても、仕事をする手が相手を掴んでしまっていては、伝えるメッセージに矛盾が生じ、調和を持たせることができません。

このように充足した状態で調和したメッセージが届けられるときには、ネガティブなものが入ってくる余裕はありません。心地よい状態を作り、その状態を維持するためには、ひとつの感覚からの情報だけでは駄目で、ふたつ以上の感覚から心地よいという情報を入れ続けていく必要があります。話すことと眼差し。あるいは触れることと眼差しなどです。この包括性が、ユマニチュードの実践においてとても重要です。

感覚がひとつだけになると、ネガティブな感情が湧き上がる可能性があります。ケアの最中で感情的な爆発が起こるのは、そういったときです。

ケアをするときに、見る、話す、触れることで伝えるメッセージが全部ポジティブなものであれば、最後までうまくいきます。自分が発するメッセージに調和を持たせるのです。調和を保つメッセージを届けることで、本人は穏やかになり、筋肉もリラックスします。攻撃的だった人もあくびをしたり、深い呼吸をはじめるようになります。

第4のステップは「感情の固定」です。

友人に食事に招かれたとします。ドアをノックします。「出会いの準備」です。そして挨拶をしたり、近況を語り合ったりします。「ケアの準備」です。美味しい料理を食べました。「知覚の連結」です。そのときには意見の合わない政治については話しません。とにかく楽しい、とてもいい時間を過ごしました。普通ならそのまま黙って帰るようなことはしませんね。

帰る前に、「今日の料理は素晴らしかった。とてもいい素材を選んでくれたのですね」といった楽しいことを話し、素晴らしい時間であったことを私たちは確認し合います。

認知症が進むと、学習は主に感情記憶を通して行われるようになります。私が昨日ケアをした人に、「こんにちは」と言います。「私に会ったことありますか」と聞いても、「会ったことはない」と答えます。覚えていないのです。でも、ニッコリはしてくれます。または嫌な顔をします。私がその人に過去にいいことをしたか悪いことをしたかによって、そのときの反応が違います。

私が誰であるかはわからない。けれども前に会ったときの感情は覚えています。

ロゼットが、シャワーや清拭、服の着替えを拒否して、殴ったり唾を吐きかけるといった非常に攻撃的であるとみなされていた人にケアしたことがあります。いつもケアしている人が言うには、あの手この手を尽くしても拒否されます。誰がやってもうまくいきません。しかし、ロゼットが介入したことで、その女性は、最後は「ありがとう」とキスまでしてくれたそうです。

もちろんロゼットは、「感情の固定」を行いました。それからは誰がケアしても攻撃的な態度をとらなくなりました。驚くほど協力的でシャワーも厭《いと》わなくなり、むしろ、「もう少し洗ってください」と言うようになりました。いい人間関係とケアを感情記憶に残すことができたからです。

ロゼットが再び彼女を訪ねました。認知症がかなり進んでいますから、ロゼットのことは覚えていません。会ったことがないと思っています。

彼女はシャワーの後、香水をつけたがっているようなので、そこでロゼットが、「香水、つけますか?」と問いかけます。すると、「ええ。あなたは優しい人ですね」と彼女は答えました。

彼女の記憶に、「この人が誰だかはわからないけれど、優しい人」としてロゼットは残っているのです。

認知症高齢者にとって、周りにいるのが悪魔だらけなのか。それとも天使なのか。それほどの違いがあるのです。私たちは悪魔と天使、どちらになりたいでしょうか。

最後のステップは「再会の約束」です。

「また来ますね」「また会いましょう」といったところで覚えていないかもしれません。けれども、自分に優しくしてくれた人がまた会いに来てくれるという喜びや期待の感情は、記憶にとどまります。約束の内容は覚えていなくても、ケアする人が来たら笑顔で迎えてくれます。再会の約束は絆の中に自分がいるという感覚をもたらす上で重要なステップです。

図表2　ユマニチュードの5つのステップ
〈すべてのケアをひとつの手順で行う〉

①出会いの準備 ［来訪を伝える］	やり方は、3回ノックして3秒待つ、また3回ノックして3秒待つ、反応がなければ、1回ノックして室内に入る。 ノックをすることによって、中にいる人に「誰かが自分に会いに来たこと」を知らせ、受け入れるかどうかを選択してもらうことができる。
②ケアの準備 ［相手との関係性を築く（友だちになる）］	これから行うケアの話をすぐにはせず、「あなたに会いに来た」というメッセージをまず伝える。正面から近づき、目と目を合わせ、瞳を捉えてから3秒以内に話しはじめる。 ポジティブな言葉だけを使って話し、「見る・話す・触れる」の技術を用いる。 3分以内に同意が得られなければ、いったんあきらめる。
③知覚の連結 ［心地よいケアの実施］	ケアにおいて、「見る・話す・触れる」のうち、少なくともふたつ以上を同時に使いながら、あなたを大切に思っているというメッセージを継続的に届ける。 優しく話しながら手を掴む、というような行動はメッセージに矛盾を生じさせる。自分が発するメッセージに調和を持たせながらケアを実施する。
④感情の固定 ［ケアの心地よさを相手の記憶に残す］	感情に伴う記憶は、認知機能が低下した人にも最後まで残る。 ケアが終わった後に、ケアが心地よかったことや、「あなたと一緒に過ごすことができて嬉しかった」などポジティブな言葉をかけ、ケアを素敵な経験として感情記憶に残す。
⑤再会の約束 ［次回のケアを容易にするための準備］	認知症高齢者の場合、「また会いましょう」と言っても覚えていないかもしれないが、自分に優しくしてくれた人がまた会いに来てくれるという喜びや期待の感情は記憶にとどまり、次のケアのときに笑顔で迎えてくれる。

ユマニチュードのプロジェクト

これまでに述べてきたように、ユマニチュードは哲学であり技術です。ふたつを分けることはできません。哲学も技術も人間が人間であることを肯定し、失われた人間らしさを取り戻すために存在します。このユマニチュードの考えを用いることで、私は皆さんに、『ロビンソン・クルーソー』のフライデーになってほしいと思っています。

『ロビンソン・クルーソー』の物語を知る人は多いでしょう。船乗りのロビンソンが無人島に漂着し、独力で生活した後、イギリスに帰国するまでを描いた作品です。ミシェル・トゥルニエが発表したフランス版のロビンソン・クルーソーの物語『フライデーあるいは太平洋の冥界』では、ロビンソンは孤独な暮らしの中で人目を気にすることもなくなり、やがて動物化していきました。しかし、捕らわれていたフライデーを助け出したことにより、彼は人間としての自尊心を取り戻します。

このエピソードは私たちにとても大事なことを教えてくれます。私はケアする人だけではなく、あらゆる人が高齢者の、障害者の、ホームレスのフライデーになってほしいのです。人間であることを取り戻す存在になってほしいのです。それがユマニチュードの目指すプロジェクトです。

この計画を実行するには、そんなにお金はかかりません。眼差しを注ぐ、話す、触れる、立位の援助をする。たったこの4つを行うだけです。それにもかかわらず、とても難しいことでもあります。

なぜなら、私たちの中にある怖れを脇に置かなければいけないからです。私たちは人間を怖れています。これまで他人に怖れを感じて生きてきたからです。

「転ぶから走るのはやめなさい」「そんな危ないことはしてはいけない」「知らない人には声をかけないように」。私たちは何かにつけて自分の行いを禁止され、他人に対して常に警戒するような教育を受けてきました。だから、自分とは違うもの、知らない人に対して怖れを抱いてしまうのです。

生き残るために、私たちは本能的に守ってくれる家族や身近な集団に入ろうとします。自分の属する集団の外の人間は危険な存在です。しかし、より大きい集団のほうが安全を図るには都合がいい。そのため、異なる集団同士が互いに生き残れるようにルールをつくり、そのことで独特の社会性や文化が生まれました。

日本であれば、「和を重視しよう」ということになります。島の中で調和を取りながら、みんなで一緒に生活ができるようなルールを決めていくわけです。そして、調和を尊ぶルールの中でこそ、人間関係への怖れは最高潮に達するともいえます。ともかく和が大事であれば、それを乱す人や出来事を怖れるからです。

人間から未知への恐怖を完全に捨て去ることは難しいでしょう。けれどもユマニチュードを実践する上では、怖れをいったん置くことができます。なぜなら、これは技術だからです。

たとえば、「ホームレスを抱きしめましょう」と言ったとします。すぐにできる人はいません。彼らは私たちの属する集団の外にいる存在であり、ですから私たちは怖れているのです。けれども、「その人に近づく方法はこういうものです。こうすればいいです」と学べばできるようになります。技術を学び、それを実践することによって、その人に対する怖れを技術的に手放し、近づくことができるようになるからです。ユマニチュードは怖れを手放し、互いの存在を確認し尊重し合える技なのです。

日本と比べると、ヨーロッパのほうが相手に対する怖れは小さいかもしれません。黒人やアラブ人などさまざまな人種がいて、それぞれが結婚をして子供ができ、喧嘩をして戦争をして、愛し合って嫌いになって、をたくさん繰り返しています。他者に対する考え方が日本人とは違います。

争いよりも調和を重視して、とにかく一緒に住むことができるようにする。そういう中でつくられた日本人のルールというのは、とても厳格に出来上がっています。ヨーロッパの人々よりもずっと大きな怖れを持っているからだと思います。良し悪しではなく、そうならざるを得ない状況に置かれてきたのでしょう。したがって人間関係は、ヨーロッパよりもずっと複雑にできているはずです。

そうした違いはあったにせよ、人間として生きる上で共通して必要なものがあります。愛情と優しさです。

私の経験から言えば、日本人がユマニチュードの技術を学ぶと、フランス人やアメリカ人より上手にできるようになります。なぜなら愛情と優しさが必要だと強く感じているからです。愛情と優しさに関する飢えを感じているにもかかわらず、社会がこれまで十分に応えてくれていなかったのです。だから講演で1時間ほどユマニチュードについて説明しただけなのに、参加した半分くらいの人が、「抱き締めさせてください」「写真を一緒に撮らせてください」、中には「キスさせてください」と言ってきます。ヨーロッパではそんなことはありません。講演会で聞いたユマニチュードに満ちた絆を体験してみたいと思って私のところに来るのです。

なぜでしょうか。彼女たちがそれを必要としているからです。とても心地いいと感じるからです。

ユマニチュードは贈り物です。人生において自分を素直に出してもいいと、ユマニチュードは言ってくれているのです。

私が日本に来て最初に感じた言葉は「シャイ」です。内気で控えめとは何を意味しているのでしょうか。それは怖れです。愛情や優しさを人に表すことも、人から受け取ることも怖れているということです。

私がこれまで出会ってきた国の人たちの中で、日本人は最も人間関係を怖れています。それがために他者に出会うのがすごく難しい。ユマニチュードは、まさにそのような状態から脱け出す方法を示しています。だからこそ、日本人は即座に「これは解放の哲学だ」と理解するのです。

「自分は愛情を、優しさを受け取るために人間として生まれてきた。ユマニチュードはそれを可能にしてくれるのだ」と思えるのです。

その理解を、それぞれの人生において生かしてほしいと思います。

エピローグ

最後はユマニチュードを理解するために、私がとても大切だと思っている言葉についてお話ししましょう。

私は人生において最も大事な言葉は「ノー」だと思っています。「はい」ではなく「いいえ」です。

ユマニチュードは優しさと愛の哲学であることをこの本では語ってきました。人と人をつなぐポジティブな絆の哲学です。しかし、この哲学は「ノー」という、一見否定と考えられる言葉から生まれました。

ロゼット・マレスコッティと私が「ノー」と言ったことによって、ユマニチュードの一連の技術、ケアの提案、仕事の組織が生まれたのです。

1982年から私たちはベッドでの清拭にも、寝たきりにも「ノー」と言いました。

1987年から身体抑制に「ノー」と言いました。

また虐待に「ノー」と言いました。

そのために仕事を辞めさせられる怖れや、脅し、医学界やケアをする人々全体と敵対するリスクもありました。


日本とフランスは全くタイプの異なる国です。

日本は「イエス」の国です。和を尊び、社会のコンセンサスを探求します。

日本に来て、私は人間関係の優しさに驚き、嬉しく思いました。日本の人々は何時間も会議をし、他の人に対して声を荒らげることもなく、論争を避け、励ましの言葉をかけます。日本の人々の礼儀正しさは世界の模範であり、フランスにとっても夢であります。日本は「イエス」の国です。「イエス」はよい人間関係をもたらすとともに、もうひとつの特質を持っています。伝統を守るという特質です。

たとえば、祖父は父に、そして父は息子にナイフの研ぎ方を伝えます。完璧に研ぐための石の濡らし方、刃の傾け方、力の入れ方、動きを教えます。学んだことをそのまま受け入れることにより技術は次の世代に伝達されます。完璧さを追求しながらも、基本的技術は変えずに覚えるがゆえに、正しい動作に達するのです。茶道はそのよい例だと思います。

お茶を淹《い》れるという多くの国ではごく簡単な動作が、日本では芸術となります。

フランスは「ノー」の国です。フランスのコメディアンは、フランスは国民の数だけ分裂した国だと言っていました。

「ノー」の歴史を理解するためには、３０００年前に遡らなければなりません。哲学が誕生しつつあった古代ギリシャでは、完全な権利を持った偉大な師はいませんでした。

「自分を知れ、そうすれば智が身につく」という考えを礎に哲学は育ちました。先生は生徒に反論しろと言います。先生は生徒を師と考えることもあります。古代の哲学者は誰も哲学を独り占めすることはなく、議論や論争を通して真実に近づくのだと考えていました。

地球は平らだと思うか？　いや、平らではない。いや、平らだ……。祖先たちがそうしてずっと議論し、意見を対立させ、ときには罵倒したがゆえに、異なる哲学が出現し、民主主義がギリシャで生まれました。

地中海のこの思想は、ヨーロッパの国々の知的啓発に深く影響を与えました。大学がつくられ、科学が生まれ、従来信じられていたことや伝統とは反対のことを主張しました。

人間の創造性の象徴である芸術もこうして多様化されてきました。あれほど美しい、身体を的確に表現したギリシャの彫刻は、少しずつ、革新的な、大胆な芸術に取って代わられます。こうして印象派、キュビズム、制限のない現代芸術が生み出されていきました。

これらは、「イエス」を強いる専制君主がいなかったがゆえに誕生したのです。「私はこれを望まない」すなわち、「いいえ」と人々が口にすることができる自由な状況があったのです。「あなたの言っていることには私は合意しないが、それをあなたが言えるように、私は戦いましょう」という言葉は、「いいえ」の持つ価値を端的に述べていまます。

「いいえ」は分裂を引き起こすものではなく、個性や個人の生活の尊重を象徴するものなのです。その集団の中では、それぞれが自分の意見を述べます。お互いに対立する意見も言えます。それは社会の大いなる豊かさであります。

「いいえ」を表出するために、人は思索せざるを得ません。「いいえ」という理由を説明し、その考え方を示さなければなりません。

だからこそ、ロゼット・マレスコッティと私は、子供たちにまず、「いいえ」と言うことを教え、私たちに対して「いいえ」と言うことを望みました。だからといって親を尊敬していないわけではありません。ただ、子供たちに自分の道を自分で見つけてもらうためのものでした。

もちろん、これらはすべて共通の価値観を元に築かれなくてはなりません。その価値観が愛情や自由、優しさ、正直さに基づくものであれば、対立する「いいえ」は私たちをよりよい道に導いてくれます。

1789年フランス革命時、民衆は立ち上がり、何世紀もの従属に終止符を打ち、王政を倒し、共和国をつくり直し、民主主義が生まれました。

民主主義という言葉は、ギリシャ語のデモス＝民衆、クラトス＝権力からなります。つまり民衆に権力を与えた、という意味です。そして革命の後に奇跡が起こりました。その後の世界の灯台となった「世界人権宣言」が採択されたのです。

「すべての人間は、生れながらにして自由であり、かつ、尊厳と権利とについて平等である。人間は、理性と良心とを授けられており、互いに同胞の精神をもって行動しなければならない」

これらはすべて、人々が「いいえ」と言ったからこそ実現できたのです。絶対王政に「ノー」、生まれながらに取得している不当な権利に「ノー」、不正に「ノー」、制限ない権力に「ノー」と言ったからです。このように「イエス」が伝統を守るものであるとすれば、「ノー」は進歩を促します。

私は、次のようなことが実現している世界を想像します。

私たちの子供たちに、自分が受け入れ難いことは決して受け入れない、と教える世界を。

「お父さんなぜ？」「お母さんなぜ？」と聞かれたとき、「こういうものなのよ」と説得するのではなく、本当の説明をする世界を。

両親が十分賢く開かれた精神を持ち、子供が正しく親が間違っているときには、それを認める世界を。

友愛の精神で結ばれた人々がお互いを信頼するがゆえに、「いいえ」という言葉が、本当の贈り物、真実の贈り物となる世界を。

それぞれの人が唯一無二の存在で、自分の考えを持ち、共通の価値観を通して他の人と結ばれる世界を。

その世界で人々の口から出る「イエス」という言葉は何を意味するものでしょうか。それは従属の「イエス」ではなく、選択の「イエス」です。選択の「イエス」は「ノー」がなければ存在しません。そうして初めて、互いが信頼で結ばれた世界が実現します。

あなたが私に対して「いいえ」と言う権利を持っていると私が知らなければ、あなたの言葉を信じることはできないでしょう。あなたが私に「いいえ」と言えるのは、私を信頼しているからです。強制された「イエス」が恐怖から生まれるとしたら、尊重の「ノー」は自由から生まれます。

私には夢があります。日本人とフランス人の互いの長所と、それをもたらす価値感によって産み出される世界の実現です。

ユマニチュードはそこにいたる道となる、と私は信じています。

イヴ・ジネスト (Yves Gineste)

ジネスト-マレスコッティ研究所長。トゥールーズ大学卒業。体育学の教師で、1979年にフランス国民教育・高等教育・研究省から病院職員教育担当者として派遣され、病院職員の腰痛対策に取り組んだことを契機に、看護・介護の分野に関わることとなった。

ロゼット・マレスコッティ (Rosette Marescotti)

ジネスト-マレスコッティ研究所副所長。SASユマニチュード代表。リモージュ大学卒業。体育学の教師で、1979年にフランス国民教育・高等教育・研究省から病院職員教育担当者として派遣され、病院職員の腰痛対策に取り組んだことを契機に、看護·介護の分野に関わることとなった。

本田美和子 (ほんだ みわこ)

国立病院機構東京医療センター総合内科医長／医療経営情報・高齢者ケア研究室長。1993年筑波大学医学専門学群卒業。内科医。国立東京第二病院にて初期研修後、亀田総合病院等を経て米国トマス·ジェファソン大学内科、コーネル大学老年医学科でトレーニングを受ける。その後、国立国際医療研究センター エイズ治療・研究開発センターを経て2011年より現職。

カバー・扉写真 舟越桂《雪の上の影》2002 年
楠に彩色、大理石
札幌芸術の森美術館所蔵
撮影：佐藤雅英

装丁 ライラック

組版 荒木香樹

構成 尹雄大

「ユマニチュード」という革命《かくめい》
なぜ、このケアで認知症高齢者《にんちしょうこうれいしゃ》と心《こころ》が通《かよ》うのか

2016年8月13日　発　行　　　　NDC491
2018年7月20日　第4刷

著　者　イヴ・ジネスト　ロゼット・マレスコッティ　本田美和子《ほんだみわこ》
発行者　小川雄一
発行所　株式会社 誠文堂新光社
〒113-0033　東京都文京区本郷3-3-11
（編集）電話 03-5805-7285
（販売）電話 03-5800-5780
URL http://www.seibundo-shinkosha.net/
印刷所　星野精版印刷 株式会社
製本所　和光堂 株式会社

ISBN978-4-416-61681-9